KB265536

20대와 다른 몸, 생존 다이어트

20대와 다른 몸, 생존 다이어트

지은이 김수환
발행인 조상현
편집인 김주연
디자인 Design IF
펴낸곳 더디퍼런스

초판 1쇄 인쇄 2016년 12월 23일
초판 1쇄 발행 2017년 01월 02일

등록번호 제2015-000237호
주소 서울시 마포구 마포대로 127, 304호
문의 02-725-9988
팩스 02-6974-1237
이메일 thedibooks@naver.com
홈페이지 www.thedifference.co.kr

ISBN 979-11-86217-60-3

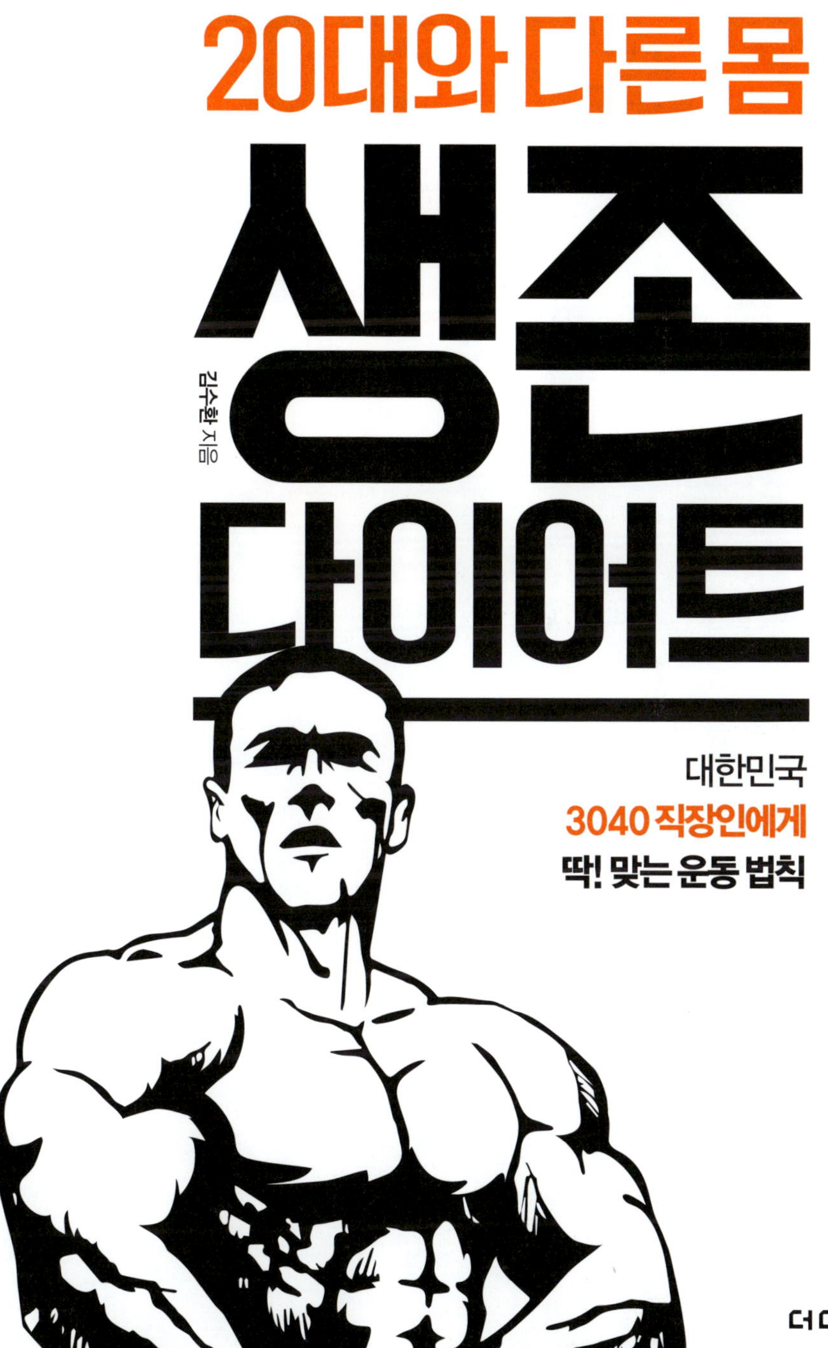

20대와 다른 몸
생존 다이어트
김수환 지음
대한민국
3040 직장인에게
딱! 맞는 운동 법칙
더 디퍼런스

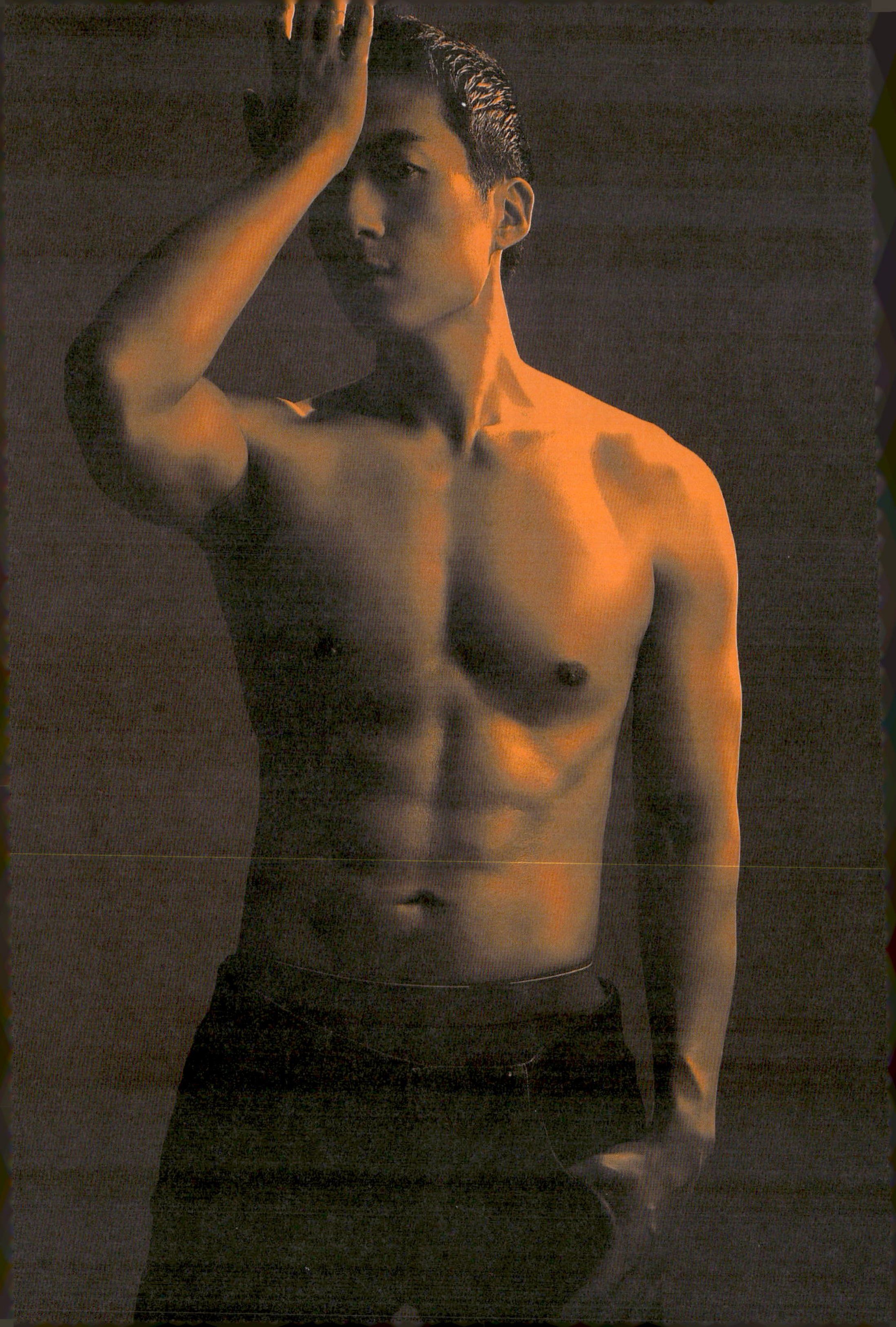

혹독한 사회생활로
몸도 마음도 망가져 버린 직장인들에게

나는 8년째 직장 생활을 하고 있는 30대 중반 평범한 직장인이다.

직장인의 건강을 꾸준히 관리하기 위한 '직장인 건강검진'에서 나는 지난 8년 동안 매년 하나씩 총 7가지 진단 소견을 얻게 되었다. 지방간, 내장 지방, 고지혈증, 위염, 경추, 요추 디스크, 대장 용종 등. 해가 지날수록 건강은 점점 나빠지고 있었다. 회사 선배들은 직장인이라면 누구나 갖고 있는 훈장 같은 것들이라며 가볍게 치부했다. 하지만 8년 전에는 꽤 건강했던 나였기에 이런 소견 하나하나를 가볍게 받아들일 수가 없었다.

대학 졸업 후 근육량은 5kg이 줄어들고, 지방량은 15kg이 늘었다. 결국 체중은 10kg이 늘었고, 몸 상태는 말이 아니었다. 자세는 거북이처럼 구부정했고, 하루 종일 컴퓨터로 일하는 업무 특성상 손목과 어깨는 늘 결렸다. 파스를 붙여도 그때뿐이고 병원 가서 사진을 찍어 보면 의사들은 그 정

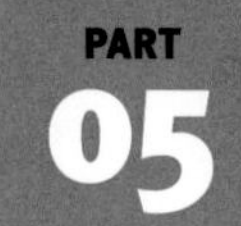

Survival Diet

part :

01

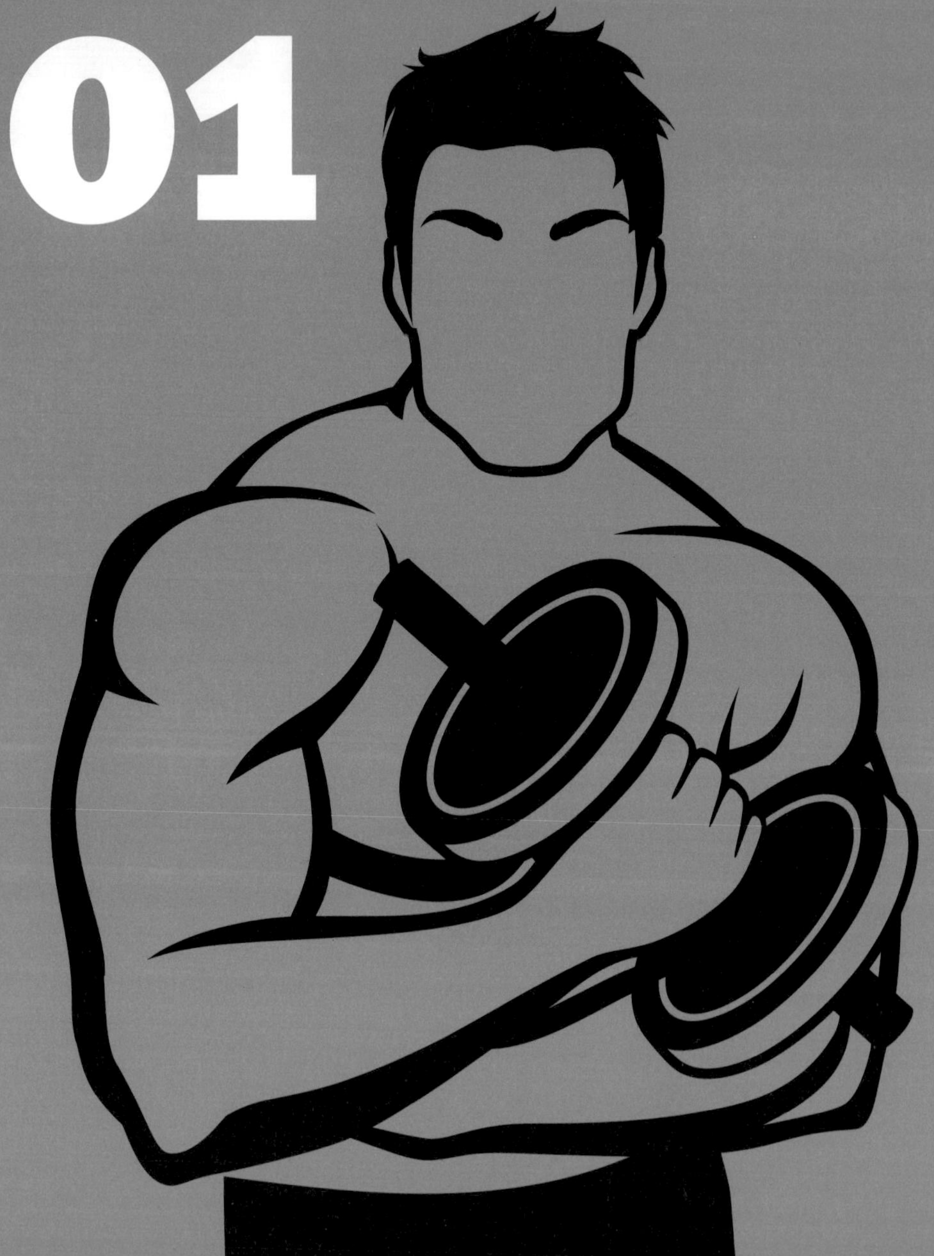

재산을 잘 지키고 있는가?

내부/외부 원인이야 어떻든 결국 직장인들에게 건강 관리는 필수이다. 건강 관리 없이 무작정 일만 해서는 계속 자신의 에너지는 소모되어 버리고 결국 낙오된다. 체력, 건강이라는 자산이 뒷받침되어야만 지속적으로 일하고 돈도 벌 수 있다. 또한 주중에 열심히 일하고 주말에는 가족에게 최선을 다하기 위해서도 체력은 필수이다. 그리고 다시 찾아오는 한 주를 버티기 위해서도 그렇다.

할 정신이 없다. 평일 일과 중 7시부터 22시까지(출근 준비~퇴근 후 귀가) 약 15시간은 어쨌건 회사와 출퇴근에 묶이게 된다. 직장인들의 평일 일과는 거의 대부분 회사를 중심으로 구성되어 있다. 대부분의 회사원들은 이 시간 동안 자리에 앉아서 모니터를 쳐다보며 꼼짝 않고 일한다. 머릿속은 데이터를 읽고 분석하고 결과를 만들어 내는 일을 하고 있지만, 몸은 미동도 하지 않는 경우도 많다. 그리고 업무 중간 중간에 급한 일들이 갑자기 끼어들게 되면 하던 일은 미뤄지고 야근을 해야 하는 상황이 되어 버린다. 이런 식으로 직장 생활 5년 차, 10년 차가 되면 가벼운 일상생활에서 조차도 운동 부족을 절감할 만큼 체력이 떨어지게 된다. 엘리베이터를 타지 않고 한 두 층을 계단으로 오르면 전화 받기 힘들 정도로 숨이 차오르고, 한 두 층을 계단으로 내려가면 다음 날 무릎이 아프기도 한다.

이런 생활을 계속 반복하다 보면 결국 소모되어 버린 스스로를 발견하게 될 것이다. 이 책의 목적은 열심히 일만 하는 직장인들이 이런 모습이 되지 않도록 자리를 박차고 운동하도록 만드는 것이다. 스스로 만들어 낸 핑계와 변명에 기대서 오늘도 운동하지 않을 것을 선택하던 우리가 오늘도 내일도 꾸준히 운동하도록 하는 것이다. 짧은 시간이라도 집중해서 운동하고 건강해지는 효과를 거둘 수 있도록 응원하는 것이 이 책의 목적이다. 바쁜 일상을 쪼개고 쪼개서 하루에 60분만 운동에 투자하자! 반드시 그 투자 이상의 보답을 받게 될 것이다.

어떤 종류의 운동을 어떤 강도로 얼마 동안 해야 운동 효과를 볼 수 있을지에 대해서는 나의 경험과 다양한 자료들을 참고하여 이 책에서 다룰 것이다.

더 나은 회사에서의 업무 성과를 기대하는가? 운동하자.
더 화목한 가정생활을 누리고 싶은가? 운동하자.
아이들과 몸으로 부닥치면서 놀아 주고 싶은가? 운동하자.
잠을 푹 자고 아침에 눈을 뜰 때 이불을 박차며 가뿐히 일어나고 싶은가? 운동하자.

Journal of Labor Research와 Cleveland State Univ.의 2012년 연구에 따르면 운동을 규칙적으로 하면서 즐기는 직장인과 그렇지 않은 직장인 간에 연봉 차이는 평균 9%로 나타났다. 가정 전체의 수입 측면에서는 비만인 직장인의 가정이 운동을 즐기는 직장인의 가정보다 수입이 25%나 적은 것으로 집계되었다. 결국 여러 측면에서 따져 보았을 때, 운동을 하면 투자하는 시간 대비 무려 20% 이상의 이익을 보게 된다.

그렇다고 단순히 운동만 열심히 하면 연봉이 올라갈 거라고 생각하는 것은 지극히 일차원적인 접근이다. 직장에서 연봉, 직급을 올려 주는 것은 그 사람의 업무 퍼포먼스가 그만한 가치가 있기 때문이다. 그렇다면 운동을 꾸준히 하는 것이 직장 내의 퍼포먼스 개선에 도움이 되는가? 그렇다. 이것을 입증하는 수많은 연구들이 있다.

Jim McKenna 교수는 꾸준한 운동이 약 15%까지 업무 퍼포먼스를 올려 준다는 연구를 발표했다(2005년). 규칙적인 운동은 그 사람의 시간 관리 능력을 개선시켜 주고, 이 능력은 업무 마감 시간을 지키면서 일할 수 있도록 해 준다. 하버드 대학의 연구진들은 운동하고 난 후 증가된 혈류가 업무 중에 집중력을 증가시켜 주고, 긍정적인 기분을 유지하는 데 도움을 주기 때문이라고 그 이유를 밝혔다. 실제로 나의 경우, 아침 일찍 하는 운동은 잠을 깨고 활기찬 상태로 업무를 시작할 수 있게 하였고, 점심 때 운동은 기분 전환을 통해서 오후 업무의 효율성을 끌어올려 주는 것을 경험할 수 있었다. 그리고 저녁 운동은 업무를 질질 끌다가 야근으로 넘어가는 것을 막아 줄 뿐만 아니라 하루의 스트레스를 풀고 상쾌하게 집으로 돌아가 가정생활을 활기차게 하는 데 도움이 되었다.

운동을 꾸준히 하는 사람들은 팀워크에도 크게 기여한다. 직장 내의 퍼포먼스는 개인의 업무 역량으로만 결정되는 것이 아니기 때문에 팀워크도 중요하다. McKenna 교수는 운동을 하는 사람이 그렇지 않은 사람보다 화를 내거나, 감정 조절을 못 하는 상황을 적게 만들어서 팀워크에 긍정적인 역할을 한다고 밝혔다. 심지어 2008년 브리스톨 대학의 연구에서는 운동하는 사람이 그렇지 않은 사람보다 25% 정도 약속을 더 적게 어긴다는 사실도 밝혀냈다.

이렇듯 운동으로 꾸준히 자기 관리를 하는 사람의 생산성이 그렇지 않은 사람보다 좋을 수밖에 없다. 그렇다 보니 회사 입장에서는 생산성이 높은 사람의 연봉을 더 챙겨 주고, 승진에 신경을 써 주게 마련이다.

한국 직장인들은 시간이 없다. 늘 데드라인이 임박한 일들을 처리하기 위해서 허겁지겁 일한다. 당장 직장에서 살아남기 위해서 그렇게 한다. 하지만, 조금만 숨을 돌리고 10년 뒤를 생각해 보자. 지금 이 생활 패턴을 10년 동안 지속 가능할지. 지금 이런 모습으로 10년 뒤에 내가 지금처럼 일할 수 있을까? 이렇게 과로, 과음, 과식 그리고 수면 부족의 생활을 향후 직장인 758명을 대상으로 한 '직장인 운동 현황' 조사에 따르면, 85%가 자신이 운동 부족이라고 여긴다. 그리고 살이 쪘다고 느낄 때(36%), 쉽게 피곤함을 느낄 때(26%) 스스로를 운동 부족이라고 판단했다. 이런 응답을 보면 내가 운동을 못하는 이유와 다른 사람들의 이유가 비슷해서 '나만 의지력이 약해서 그런 것은 아니구나.' 하고 자위할 수도 있다. 하지만 남들도 그렇기 때문에 나도 똑같이 살아야 하는 것은 아니다. 내 몸은 내가 관리해야 한다. 그렇지 않으면 체력 저하, 건강 악화, 망가진 몸매와 떨어지는 자존감, 그리고 낮아지는 업무 성과 등 내가 짊어져야 하는 짐이 늘어만 갈 것이다.

지금 당장 자리에 앉아서 보고서 한 장, 기획서 한 장 더 만드는 것보다 근처 헬스장이든 회사 밖이든 달려가서 땀을 흘리자. 그것이 자신감을 올리고, 건강을 챙기고, 가정생활을 행복하게 만들어 줄 것이다. 그러면 승진과 연봉 인상은 알아서 따라올 것이다.

03.

체력은 행복!!
나의 건강은 우리 가족의 생존이다.

행복학의 대가인 서은국 교수(연세대 심리학과)는 저서 《행복의 기원》에서 '행복은 생존과 번식을 위한 진화의 산물'이라고 정리했다. 꿀벌은 꿀을 모으기 위해서 존재하는 것이 아니라 살기 위해서 꿀을 모으는 생존 방식을 선택한 것이다. 사람도 행복하기 위해서 사는 것이 아니라 살기 위해 행복감을 느끼도록 만들어진 존재이다. 그런 의미에서 지금 행복하지 않다면 내 생존이 위협받고 있는 것이라고 할 수 있다. 그리고 이런 행복과 가장 밀접한 관련이 있는 것이 바로 건강이다.

대한민국에서 치열하게 부닥치면서 남들 사는 만큼 살아 보려고 애쓰면서 살다 보면, 몸이 삐거덕거리기 시작한다. 매년 받는 종합건강검진은 얼마나 내가 건강한지 보기 위함이 아닌 앞으로 얼마나 더 망가질 곳이 남아 있는지를 찾는 검사처럼 되었다. 회사가 나에게 앞으로 얼마나 더 일을 시킬 수 있는지 알아보기 위한 검사라고 생각하는 것은 지나친 피해망상일까.

어쨌건 나는 매년 의사의 새로운 소견이 하나씩 추가되었다. 일할 수 있는 시간이 점점 줄어들고 있다는 선고 같았다.

2010년	지방간의 위험이 있어 보이니 식습관 개선과 꾸준한 운동이 필요합니다.
2011년	내장 지방이 위험 단계로 보이니 식습관 개선과 꾸준한 운동이 필요합니다.
2012년	고지혈증 수치가 정상 수치를 벗어났습니다. 음주를 줄이시고 식습관 개선을 하시기 바랍니다. 3개월 뒤 다시 검사하기를 권해드립니다.
2013년	지방간 초기 단계로 식이 조절 및 운동 요법이 필요합니다. 위내시경 결과 위염이 심하니 자극적인 음식과, 음주를 피하시기 바랍니다.
2014년	복부 비만이 심하며, 경추(목)와 요추(허리)의 커브가 정상 굴곡을 벗어나 있으니 바른 자세를 유지하시기 바랍니다.
2015년	대장 내시경 결과 작은 용종이 발견되어 절제하였으나, 육류 위주의 식단을 피하고 채소 섭취를 늘리기 바랍니다.
2016년	표재성 위염이 있으니 스트레스를 줄이고, 술과 커피 등 자극적인 음식을 피하시기 바랍니다.

위의 표는 직장 생활을 하며 받은 나의 건강검진표 성적(?)이다. 생존과 행복이 위협받는 상황이었다. 열심히 일하고 가정도 꾸리며 살고 있는데, 정작 내 건강은 망가지고 삶이 위협받고 있었다. 이 한 몸 불살라 가족을 부양하겠다고 과로, 과음, 스트레스와 싸우면서 일해 왔는데, 정말 내 몸이 까맣게 불타 버릴 지경이 된 것이다.

무슨 의미가 있겠는가. 열심히 살아온 40대 직장인의 돌연사, 과로사는 더 이상 안타까운 남의 이야기가 아니다. 점점 우리의 이야기가 되어 가는 것을 몸으로 느낄 수 있었다. 근로복지공단의 1995년~ 2013년 동안의 과로사 산재 신청 자료를 보면 40~50대의 비율이 60%를 넘어 과반 이상이라고 한다.

퇴근 후 아빠를 기다리는 아이들과 놀아 줄 힘이 없을 때, 회사에서 에너지가 바닥난 아빠가 아이들에게 할 수 있는 반응은 짜증이다. 종일 아빠를 기다려 온 아이들에게 짜증을 낼 때, 아빠를 바라보는 아이들의 눈빛은 아빠에게 자괴감을 안겨 준다. 그런 모습을 옆에서 본 아내는 남편에게 어떻게 반응하겠는가? 내가 제대로 살고 있는지는 나를 바라보는 가족들의 눈빛으로 확인할 수 있다. 스스로 '나는 너희들을 위해서 정말 열심히 살고 있어.'라고 자위하는 것은 착각일 수도 있다.

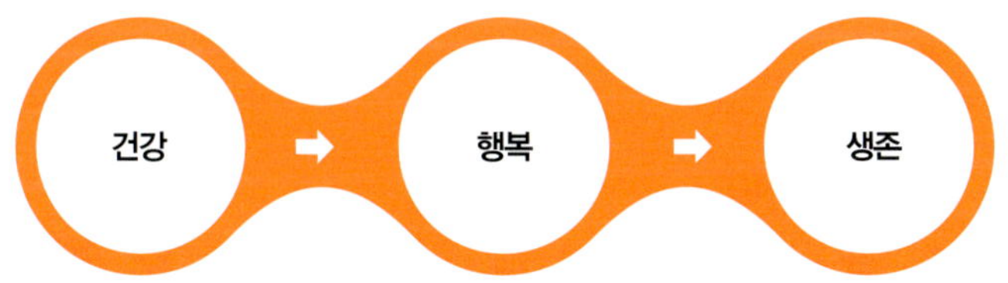

꾸준한 운동과 건강한 생활 습관으로 다져진 아빠, 엄마의 체력은 가족의 행복의 기반이 된다. 앞에서 이야기한 것처럼 인간은 생존하기 위해서 행복감을 느끼게 되어 있다면 행복은 생존의 근간이 되는 것이다. 그리고 건강은 행복의 기본 조건이기 때문에 아빠, 엄마의 건강은 가족의 생존과 밀접한 연관이 있다.

우리가 대한민국 직장인으로 살아가는 이상 과로를 피할 수 없다면, 과로를 이겨 낼 수 있는 체력이 꼭 뒷받침되어야 한다. 이제는 살아남기 위한 생존 체력, 생존 운동, 생존 다이어트가 필요하다. 이것들은 적절한 운동과 건전한 식습관, 그리고 휴식(수면)으로 이뤄 낼 수 있다. 당연한 것이고 잘 알고 있지만, 지키는 사람은 많지 않다. 그만큼 쉽지 않기 때문이다. 늘 염두에 두고 나의 운동, 식습관, 휴식을 사수해야 한다.

04.

실패하는 다이어트의
패턴을 알면 피할 수 있다.

같은 혹은 비슷한 일이 반복되어 비슷한 결과가 만들어지는 것을 패턴이라고 한다. 즉 어떤 패턴을 반복하고 있다면 어떤 결과가 될지 예상할 수 있다. 우리는 대부분 실패하는 다이어트의 패턴을 반복했다. 이번 장에서는 실패 패턴을 피하고 성공하는 직장인의 다이어트 패턴을 어떻게 하면 만들 수 있는지 알아보자.

<u>성공이든 실패든 그것은 반복되는 습관의 결과이다.</u> 하버드 경영대학원 교수인 로자베스 모스 캔터는 저서 《자신감(Confidence)》에서 승리와 실패는 모두 습관적이라고 강조했다. 성공하는 작은 경험들에서 자신감이 쌓이고, 이런 자신감과 성공했던 경험들을 바탕으로 성공을 반복한다는 것이다. 실패도 마찬가지이다. 반복되는 실패는 패배감을 고착화시켜서 '실패를 당연한 내 것'인 것처럼 만들어 버린다. 주변 사람(가족, 친구, 직장 동료 등)들도 자신에 대한 믿음을 접어 버려서 결국 '내'가 실패하는 상황

에 '주변 사람들'이 익숙해지게 만든다. 성공하는 사람들도 물론 실수와 실패를 경험하지만, 그들은 대처하는 방식이 다르다. 잘 작동하는 최신 내비게이션을 장착한 자동차처럼 즉각 성공을 위해 궤도를 수정해서 다시 성공을 향해 나아가고 결국 성공을 경험하는 것으로 마무리한다.

다이어트, 몸매 관리, 체력 관리도 마찬가지이다. 정확한 목표를 세우고 일정한 시간의 노력을 투자하면서 목적지를 향해 나가야 한다. 원래 목표 한 곳을 잘 찾아가기 위해서 지금 있는 위치(현재 상태)와 목적지(다이어트 목표)를 계속 비교하면서 최적 경로(운동 프로그램, 식단 등)를 안내해 주는 내비게이션처럼 끊임없이 스스로 피드백을 해야 한다. 처음부터 원대한 목표를 선언하고 이것을 달성하는 데 반복적인 좌절과 실패를 경험하면 결국 자포자기하고 만다.

실패를 피하기 위해서는, 실패하는 패턴을 우선 알아야 한다. 이런 패턴은 크게 생활 습관, 운동 습관 그리고 식습관으로 구분할 수 있다. 페이스북이나 블로그 혹은 특집 기사, 리포트 등의 사례와 지인들과 나의 경험에 비춰 정리한 다이어트 실패 패턴을 살펴보자. 가서는 안 되는 길, 잘못된 길만 알아도 목표에 도달하는 데 큰 도움이 될 것이다. 아래에 정리한 패턴만 피하려고 노력해도 다이어트 목표 달성에 조금 더 가까이 다가설 수 있을 것이다.

1. 주변 사람들에게 비밀로 하고 혼자 다이어트를 시작한다.

다이어트를 시작하겠다고 선언하는 것이 '나는 지금 뚱뚱해.'라고 자랑하는 것 같아 혼자서 조용히 시작한다. 짜잔~하고 성공한 모습을 보여 주고 싶어서겠지만, 대부분 조용히 실패한다.

2. 유행하는 다이어트는 다 해 본다.

광고나 방송에서 몇 주 만에 몇 kg 감량이라고 하는 것은 극단적인 과정이 요구될 경우가 많다. 극단적으로 먹지 않거나, 운동하면 체중은 줄어든다. 하지만 그 방법에서 다시 평소로 돌아가면 결국 실패하는 경우가 대부분이다. 다이어트는 다양한 방법을 시도할수록 다양한 실패를 맛본다. 유행이 있을 수 없다. 내 몸과 당신의 몸은 똑같기 때문이다.

3. 스스로 전문가가 되는 다이어트는 실패한다.

혼자서 식단을 짜고 운동하는 경우, 체중 혹은 체지방에만 집중하는 좁은 시야의 다이어트를 하게 된다. 보다 큰 그림에서 건강한 생활을 하겠다는 목표를 놓치기 쉽다. 다이어트는 건강한 삶을 즐기기 위한 수단이기 때문에 전문가의 조언(가까운 보건소에서 운영하는 인바디 상담 프로그램이 있다.)과 함께 운동하고 식사하는 것이 바람직하다.

4. 텔레비전을 보면서 무언가를 하는 경우 실패한다.

실내 자전거나 실내 운동 기구를 판매하는 홈쇼핑 광고에서는 'TV를 보면서 지루하지 않게 운동하세요.'라고 한다. 지루하지 않을 수는 있지만 집중력이나 효율 측면에서 결코 바람직하지 않다. 운동하는 부위에 집중하지 않으면 투자한 시간 대비 결과를 기대할 수 없다. 어영부영 한 시간 자전거를 타는 것보다 정확한 자세와 근육의 움직임에 집중한 10분 스쿼트(199페이지 참조)가 더 효과적이고 효율적이다. 충격적인 사실은 TV를 보며 하는 운동은 강도가 낮아 혈액 순환 또는 기분 전환 정도의 운동이며 하루에 2시간 혹은 그 이상 투자해서 두 달을 지속해야 겨우 몸에 반응이 오는 정도이다.

5. 양치질을 적게 한다.

식사 후 바로 양치질을 하지 않고 있으면 텁텁함에 디저트를 찾게 되는 경우가 많다. 대부분의 디저트는 식사보다 고칼로리이다. 식후에만 양치질할 것이 아니라 입이 심심하거나 간식이 생각나면 양치질을 하자.

6. 체중을 지나치게 자주 측정한다.

개인 성향에 따라 차이가 있지만, 대부분의 사람들은 체중을 자주 측정하면서 조바심을 낸다. 아침과 저녁에 체중을 측정하고 차이가 없으면, 하루 동안 적게 먹고 운동한 것이 무의미하게 느끼고 좌절하는 식이다. 하지만 나는 체중/체지방 그래프를 그려 보기 위해서 거의 매일 체성분을 측정했고, 일종의 동기 부여가 되기도 했다. 체중계에 올라가기 보다는 동일한 시

간과 상황(샤워하기 전, 출근 준비 전 등)에 자기 몸 사진을 꾸준히 찍는 것이
더 도움이 된다.

7. 배고플 때 마트를 간다.

배가 고플 때(식사 직전) 마트에 가게 되면 카트에 식품류, 특히 바로바로 먹
을 수 있는 인스턴트 식품(보통 짜고 맵고 자극적이다)을 가득 담기 쉽다. 그
음식들을 다 먹으면 다이어트는 망한다. 장 보러 가는 시간도 잘 고려하자.

8. 공간의 구분이 명확하지 않다.

음식들이 거실과 주방, 방과 침대 주변, 사무실 책상 등 공간을 구분하지
않고 여기저기 깔려 있다. 각 공간의 원래 기능에 음식을 먹는 기능이 추가
되면 훨씬 많은 음식을 아무데서나 먹게 되어 실패한다.

**운동 습관과 관련된
다이어트 실패 패턴**

1. 걷거나 움직이기를 싫어한다.

흔히 우리가 겪고 있는 악순환이다. 몸이 무거
우니 움직이기 싫고, 움직임이 적으니 열량을 소모할 수 없고 결국 몸은 더
무거워진다. 또 지나치게 음식을 줄이면 기운이 없어지고 활력이 떨어져
움직이기 귀찮아진다. 영양적으로도 몸에 무리가 가지 않는 균형 잡힌 다
이어트가 중요한 이유이다.

2. 적절한 식단 계획 없이 운동에만 집중한다.

다이어트를 성공하기 위해서는 식사 요법, 운동 요법, 행동수정 요법이 잘 맞아 떨어져야 한다. 운동을 잘 수행해 내고 건강한 몸을 유지하기 위해서는 잘 짜인 식단이 필수이며, 전문가의 도움을 받는 것도 큰 도움이 된다.

3. 운동 프로그램을 혼자서 짜거나, 운동을 혼자서 한다.

혼자 하는 운동은 재미없다. 친구나 직장 동료와 페이스가 달라서 같이 운동하는 것이 힘들다면 헬스장까지 같이 가는 것만이라도 함께하자. 또 운동 프로그램을 혼자서 짜는 경우 신체 발달 균형을 제대로 못 맞출 위험도 있고, 투자 시간 대비 효율이 떨어질 수도 있다. 이런 경우에는 전문가와 함께 하는 것이 큰 도움이 된다. 격려하고 격려받는 것도 지속적으로 운동할 수 있는 힘을 준다.

4. 특정 부위의 살이 빠지는 운동이 있다고 믿고 있다.

뱃살, 팔뚝 살이 빠지는 운동이라고 싯업(Sit-up, 윗몸 일으키기)만 계속 하거나, 팔뚝을 탈탈 털고만 있는 경우는 전혀 도움이 되지 않는다. 체지방을 줄이려면 몸 전체의 근육량을 늘리고 유산소 운동을 병행해야 한다. 잘못된 방법으로 운동하면 잘못된 결과를 얻을 수밖에 없다.

**식습관과 관련된
다이어트 실패 패턴**

1. 무작정 적게 먹거나 굶는다.

굶으면 당장 체중은 줄어드는데, 지방이 아니라 단백질을 분해해서 체중이 줄어들게 된다. 결국 몸의 균형이 깨지고, 요요가 오는 최악의 방식이다. 그런데 여전히 이렇게 하는 사람들이 많다.

2. 식사를 건너뛴다.

음식물을 소화시키는 데도 에너지가 소비된다. 공복감은 폭식을 유도한다. 건강한 몸을 유지하는 대부분의 사람들은 하루에 세끼 이상을 먹는다. 음식을 많이 먹으라는 것이 아니라 정해진 양을 여러 번 나누어 먹는다.

3. 식사 시간이 불규칙하고 짧다.

허기진 상태에서 식사를 하면 몸은 기아 상태에 대비해서 영양분을 몸에 잘 저장해 두려고 한다. 정해진 시간에 음식을 즐기면서 천천히 먹어야 한다. 뇌의 포만 중추가 포만감 신호를 받으려면 식사 시작 후 20~30분 정도가 걸린다. 과식을 피하려면 천천히 먹자.

4. 내일부터 시작한다. 혹은 어제 끝났다.

다이어트는 시작하는 시점과 끝내는 시점이 없다. 평생을 건강하고 활력 넘치게 즐기면서 살기 위한 삶의 방식이고 생활 습관이다. 내일부터 시작한다고 오늘 많이 먹고, 어제 끝났기 때문에 오늘부터 많이 먹으면 결국 실패한다.

5. 간식은 절대 먹지 않겠다며 스스로에게 엄해진다.

욕구를 억누르다 보면 절제의 끈이 끊어지는 순간이 온다. 이 순간이 위험하다. 간식의 욕구는 절제하는 것보다 잘 구슬리는 편이 유리하다. 조금씩 먹으면서 욕구를 해소한다.

6. 과일은 괜찮다고 믿는다.

과일에 풍부한 과당은 말 그대로 설탕(당, sugar, 糖)이다. 양을 정해 놓고 식사와 식사 사이의 공복감을 예방하는 간식으로 먹는 것이 좋다. 당연한 얘기지만 주스보다는 그냥 생과일이 좋다.

7. 무엇을 얼마나 먹었는지 모른다.

세세하게 칼로리와 음식 종류를 기록하고 계산할 필요는 없지만, 먹은 음식의 영양분이 어떤 종류이고 대략의 열량이 어느 정도인지 감도 못 잡는다면 실패한다. 이런 감을 잡기 위해서는 하루 종일 먹는 음식들을 잘 기록하고 신경 쓰는 정성이 필요하다. 하지만 얽매일 필요는 없다.

8. 술을 피하지 않는다.

좋아서 술을 마시는 사람이 얼마나 있겠냐마는 어쨌건 술 앞에서 장사는 없다. 알코올과 함께 들어오는 고칼로리 안주에는 방법이 없다. 술 마시기 전에 물배를 채우고 철저히 대비하자. 그리고 다음 날에는 무리하지 않고 적당히 혈액 순환을 시키는 정도라도 운동을 해 주는 것이 좋다.

05.

몸과 마음의 상태는 연결되어 있다.
mind-body connection

영화 터미네이터 주인공으로 유명한 아놀드 슈왈제네거는 한 인터뷰에서 mind-body connection에 대해서 이렇게 말했다. 'The body is very important, but the mind is more important than the body.' 육체 단련의 극한에 있는 보디빌딩 선수가 신체가 중요하긴 한데, 마음가짐이 훨씬 더 중요하다고 강조한 것이다. 그는 운동을 할 때 운동하는 부위에 온 정신을 집중해서 근육이 수축하는 움직임과 혈관을 통해서 흐르는 피의 흐름까지 상상하라고 했다. 그리고 그는 이 말을 실천하기 위해서 해부학을 공부하기까지 했다.

유명 프로 보디빌더가 하는 어려운 이야기를 굳이 보지 않더라도, 마음이 몸에 영향을 주는 사례는 쉽게 찾아볼 수 있다. 플라시보 효과가 그렇다. 가짜 약(녹말 분말)인지 모르고 먹었으나 약효가 나타나 통증이 개선되었다는 환자, 혹은 엄마 손은 약손이라고 믿는 아이, 배에 빨간 약을 발랐

더니 배가 안 아파졌다는 군인. 이들의 이야기는 결국 마음이 믿는 대로 몸이 영향을 받았다는 이야기이다.

나는 Mind-Boy Connection을 다이어트에서 이렇게 활용해 보았다.

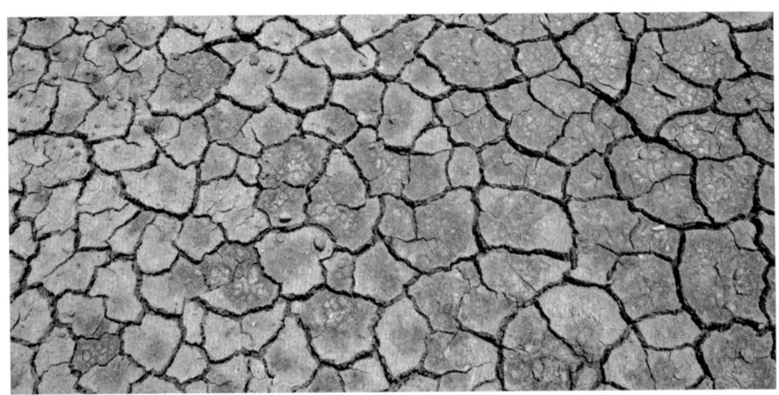

▲ 아침에 일어나서 물을 마실 때, 가물어 쩍쩍 갈라진 논밭에 비가 내려서 촉촉해지는 상상을 하면서 마셨다. 그러면 내 몸이 물 한 방울 남기지 않고 쫙쫙 흡수되는 것처럼 느껴졌다.

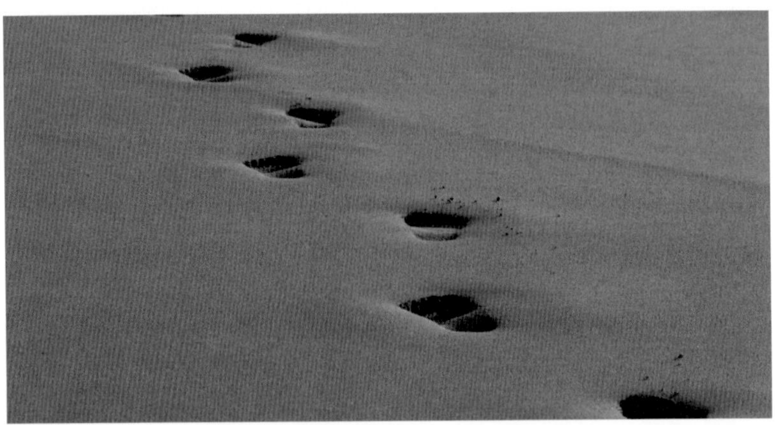

▲ 출/퇴근길 버스와 지하철 안에서 서 있거나 이동할 때, 매 걸음마다 체지방을 바닥에 떨어뜨린다고 생각하며 이동했다.

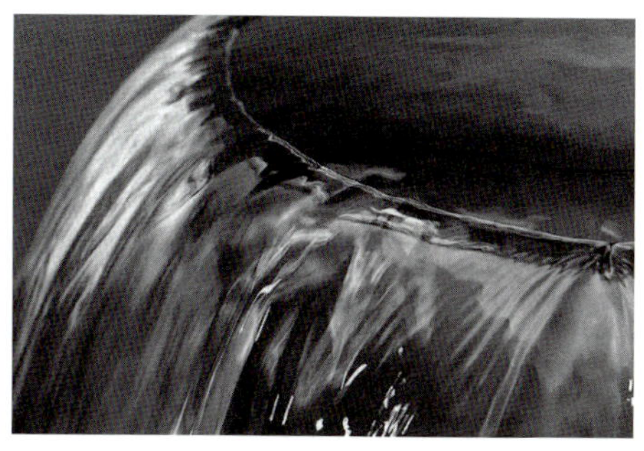

▲ 러닝머신에서 달릴 때, 뱃살과 가슴에 살이 출렁거리는 느낌을 받으면 컵 속에 가득 찬 체지방이 내가 달리는 바람에 이리저리 넘쳐흐르는 것을 상상했다. 러닝머신을 끝낸 후 흐르는 땀도 몸에서 기름이 빠져나가는 것으로 상상했다.

마이클 펠프스는 결승전에서 늘 1위로 들어오는 상상을 하고, 역도의 장미란 선수는 이미지 트레이닝으로 무거운 중량을 들어 올리는 상상 훈련을 했다고 한다. Mind-body connection의 효과는 프로 선수들이 최상의 성적을 거두기 위해서만 활용한 것이 아니다. 일반인도 이것을 적용해서 긍정적인 효과를 얻을 수 있다. 유튜브에서 검색해 보면 눈을 가린 후 주변 사람들의 응원 소리를 듣고 자신의 슛이 들어갈 것이라고 믿는 사람은 농구 자유투 성공률이 올라가는 결과도 영상으로 확인할 수 있다.

어차피 운동하러 가서 한 시간 정도를 써야 한다면, 오롯이 그 시간에 집중하자. 운동의 반복 횟수를 채우는 데 집착하지 말고, 정확한 자세로 동작하는 것을 상상하면서 근육의 움직임에 집중하자. 근육의 운동으로 심박수가 올라가는 것을 느껴 보자. 관자놀이의 혈관이 불룩불룩 뛰는 것에 집중해 보자. 이렇게 운동하는 시간은 분명히 예전과 다를 것이다.

01

실패 사례는 중요하다.
수천만 원씩 학비를 들여서 배우는 MBA도
기업의 실패 사례를 성공 사례보다 많이 다룬다.
왜 실패했는지를 연구해서 다른 회사,
다른 사람의 전처를 그대로 밟지 않는 것.
그것이 성공으로 가는 가능성이 높은 길이다.
앞의 실패 사례들을 답습하지 않도록 정신을 바짝 차리자!!

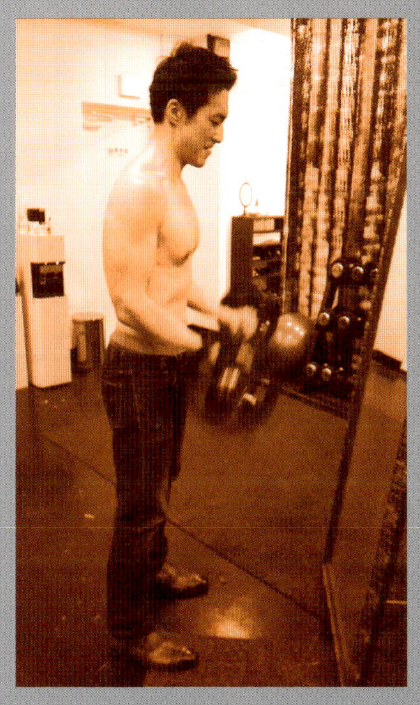

Survival Diet
part :
02

제대로 알아야 성공한다.

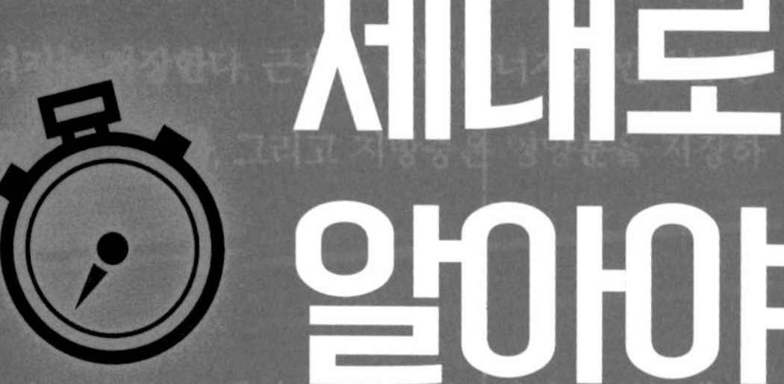

생 존 다 이 어 트 를 준 비 하 며

나를 올바로 아는 것이 건강한 다이어트의 첫 걸음이 되는 것이다. 내 활동량이 일상생활에서는 얼마나 되는지, 나의 체성분(체지방량, 근육량)이 어떻게 구성되어 있는지, 나의 기초 대사량이 얼마나 되며 내가 먹는 음식은 어떤 종류와 양인지를 아는 것이 기본이라는 의미이다.

랭거 교수(하버드대 심리학과)는 일상생활의 활동이 어느 정도의 운동 효과가 있는지(소모되는 열량이 얼마 정도인지)를 정확하게 아는 것만으로도 칼로리 소모, 즉 다이어트 효과가 있다는 것을 밝혀냈다.

유명한 호텔 청소부들을 대상으로 한 연구가 있다. 일주일에 32~40시간 정도를 근무(하루 평균 15개 정도 방 청소)하는 18세에서 55세까지의 호텔 청소부들 84명을 두 그룹으로 나누었다. 한 그룹에는 그들이 일상적으로 하는 업무가 미국 질병관리본부(CDC)에서 권장하는 '운동'에 해당되며, 헬스장에서 따로 운동하지 않아도 지금 하는 활동량만으로 충분한 '운동'이 된다는 내용을 교육했다. 다른 그룹은 별도의 교육을 하지 않았다. 4주 후 두 그룹의 몸무게, 체질량 지수, 체지방 지수, 허리-엉덩이 비율, 그리고 혈압 변화를 관찰한 결과, 교육을 받은 그룹의 측정 지수들이 실제 그만한 운동량을 하는 사람과 같이 신체가 개선된 효과가 나타났다. 정확한 내용을 제대로 아는 것만으로도 마음가짐에 변화가 생기고, 그것이 신체 개선에도 영향을 주었다는 유명한 연구이다.

나를 올바로 아는 것이 건강한 다이어트의 첫 걸음이 되는 것이다. 내 활동량이 일상생활에서는 얼마나 되는지, 나의 체성분(체지방량, 근육량)이 어떻게 구성되어 있는지, 나의 기초 대사량이 얼마나 되며 내가 먹는 음식은 어떤 종류와 양인지를 아는 것이 기본이라는 의미이다.

나는 이 책에서 '알게 되면 건강을 유지하는 데 도움이 되는 내용'들을 많이 소개할 것이다. 예를 들면, 퇴근 후 헬스장에서 2~3시간을 보내지만 몸에 변화가 거의 없어서 고민인 사람에게는 '파킨슨의 법칙'이 유용할 것이다. 이것은 정해진 시간(데드라인) 내의 과제 수행량, 즉 업무 처리의 효율성을 설명한다. 사람들은 시간적인 여유가 생기면 그 시간만큼 일을 더 많이 처리하는 것이 아니라, 그만큼 주어진 일을 천천히 비효율적으로 처리한다. 이는 운동을 할 때도 마찬가지이다. 목적의식을 갖고 정확한 시간을 정한 다음, 그 시간 동안은 집중하는 것이 효율을 높이는 데 효과적이다. 회사에서 프로젝트를 진행할 때, 데드라인이 길게 잡혀 있다고 그 일의 완성도가 높아지지는 않는다. 오히려 마감 시간이 촉박할 때 일 처리 속도와 효율이 높아진다. 이런 내용을 알게 되면 헬스장에서 하릴 없이 2시간씩 운동을 하는 것보다 40분 동안 수행할 운동을 미리 정해 놓고 하는 것이 더욱 효율적일 것이다.

결국 도움이 되는 사실을 많이 알게 되면 행동이 개선되어 효율을 높일 수 있다.

앞서는 Body-mind connection(Part1 05, 35p)을 소개했다. 마음먹은 모양대로 몸은 따라서 변해 간다. 이때 제대로 마음먹기 위해서는 자극적인 잘못된 정보에 휩쓸리지 않고, 올바른 지식으로 나를 무장시키는 것이 중요하다. 잘못된 지식은 틀린 결심을 하게 만들고, 이는 결국 엉뚱한 결과를 낳아 오히려 건강을 해칠 수도 있기 때문이다.

구체적인 시간과 장소를 포함해서 계획을 세운다면 스스로와의 약속(운동, 식단 등)을 지킬 수 있는 확률이 세 배 가까이 증가한다. 목표를 세울 때에는 SMART(Part6 02, 185p)하게 만들어야 한다. 뚜렷한 목표(장기/단기)를 시간/장소로 작성하고, 구체적인 숫자를 사용해서 계획을 세워야 한다. 세 배나 높아진 성공 확률로 당신은 하루하루 건강해질 것이다.

다이어트의 도움이 되는 내용을 제대로 알고 생활에 적용하는 것이 중요하다. 올바른 지식은 몸의 부상이나 영양의 불균형 같은 부작용 없이 목표를 달성할 수 있게 해 준다. 올바른 지식은 몸에 지방을 연소시킨다.

02. 복잡하면 실패한다. 다이어트는 덧셈과 뺄셈뿐

우리가 늘 다이어트에 실패하는 이유를 알고 있는가? 잘못된 목표를 갖고, 잘못된 방법으로 달성하기 위해서 노력하기 때문이다. 20대에는 간고등어처럼 잘게 갈라진 근육, 미끈한 허리라인이 목표였을 것이다. 하지만 직장인이 된 지금은 이런 외형적인 것만을 목표로 잡으면 실패하기 쉽다. 우리 같은 직장인, 부모라면 이제 운동과 다이어트 목적은 직장 생활과 가정생활을 즐기면서 살 수 있도록 건강을 지키고 에너지를 높게 유지하는 것이어야 한다.

잘못된 방법을 선택하기는 점점 더 쉬워진다. 그래서 우리는 유행에 몸을 맡긴다. 갈수록 복잡해지는 세상에서 옳고 그름을 따지는 데 더 많은 에너지가 소모된다. 매일 계속되는 업무에 고도의 집중력을 발휘해야 하는 직장인들이 하나하나의 정보에 시시비비를 따지는 것은 피곤하기도 하고 시간이 없기 때문이다. 유행에 기대면 고민과 판단을 적게 해도 되기 때문에 삶이 좀 수월해지는 것 같다.

바로 이것. 유행에 기대는 것이 다이어트와 건강 관리에 실패하는 이유이다. 세상의 진리, 법칙이라고 하는 것들의 정수는 늘 단순 명료하다. 물은 위에서 아래로 흐르고, 바람이 불면 나뭇가지가 흔들리는 것처럼 인과 관계는 단순하고 강력하다. 같은 맥락으로 살이 찌고 빠지는 것에도 인과 관계는 단순 명료하다.

- '필요한 열량보다 많이 섭취하면 살이 찐다.'
- '근육이 늘어나면 생활에서 칼로리를 더 소모한다.'
- '운동을 하면 활력이 넘친다.'
- '특정 부위의 지방만 빠지는 운동은 없다.'

	몸의 변화	적절한 운동을 하는 경우
섭취칼로리 〉 필요한 열량	살이 찐다.	근육이 늘어난다.
섭취칼로리 = 필요한 열량	현상 유지	현상 유지, 혹은 지방이 소모된다.
섭취칼로리 〈 필요한 열량	살이 빠진다.	근육, 지방이 소모된다.

누구나 이 법칙에서 벗어날 수 없다. 하지만 우리는 이런 법칙을 무시하고 대중 매체에서 광고하는 '지름길'이 있다고 믿으면서 돈과 시간을 쓴다. 유행을 타는 순간 반드시 실패한다. 광고는 치밀한 방법으로 우리를 자

극해서 지갑을 열 수밖에 없도록 설계되어 있다. 하지만 돈을 쓰게 만드는 것, 거기까지가 그들의 목적이다. 당신의 다이어트가 성공하든 실패하든 크게 신경 쓰지 않는다. 오히려 실패하길 원할 수도 있다. 그래야 다른 광고를 하고 다시 돈을 쓰게 만들기 때문이다.

우리가 일상에서 접하는 광고들은 과대광고 같은 느낌이 들지만, 절실한 마음을 갖고 있는 사람들은 혹하게 된다. '*실패 없이 빠른 다이어트*', '*하루 한 알이면 끝*', '*먹으면서 뺀다, 운동 없이 뺀다, 자면서 뺀다.*', '*이 제품만 먹으면 지방이 분해된다.*' 등등. 이제 이런 광고는 무시하자. 정도(正道)를 가자. 정석(定石)으로 승부하자.

정갈한 음식을 적당량 먹고 평생 즐겁게 운동하는 것 이 진리를 생활에서 실천하기 위해서는 1. 정확한 지식, 2. 강력한 의지, 3. 평생 운동이 필요하다.

1. **정확한 지식** : 인터넷 블로그나 대중 매체에 노출되는 정보들은 '특정 목적(우리 지갑을 열게 하라.)'을 갖고 작성된 것들이 많다. 우리는 어떤 음식이 어떤 영양 성분으로 구성되어 있는지, 지방은 꼭 나쁘기만 한 것인지, 단백질 보충제를 먹으면 근육이 커지는지 등등 제각각 다른 궁금증을 갖고 있다. 그리고 인터넷에는 이런 것들을 자기들에게 유리하게 가공해서 우리를 유혹하는 데 사용한다. 현혹되기 십상이다. 정확한

내용을 알아야 한다. 정확한 정보는 굳은 의지를 이어 나가는 데도, 그리고 올바른 운동을 꾸준히 하는 데도 도움이 된다.

2. 강력한 의지 : 굳은 의지는 우리가 목표한 바를 달성하는 데 가장 중요하다. 의지는 올바른 정보를 계속 얻도록 해 주고, 운동을 꾸준히 할 수 있게 한다. 의지는 자극적인 음식들 앞에서 초연할 수 있도록 해 주고, 바쁜 일상 업무 중에도 운동을 하게 만든다. 또한 궂은 날씨에도 헬스장으로 발걸음을 뗄 수 있게 해 준다. 결심한 것을 반드시 해 낼 수 있도록 도와주는 의지를 다지는 법도 뒤에서 다루겠다(Part4 03).

3. 평생 운동 : 이제 다이어트에 대해 갖고 있는 생각을 바꿔야 한다. 20대 어릴 때는 멋진 몸매가 운동의 목적인 경우가 많다. 그때는 오히려 심혈관 질환(뇌졸중, 심근경색)이나 대사 질환(고혈압, 당뇨병, 고지혈증) 예방이 목적인 사람들은 많지 않다. 하지만 이제는 평생 건강 관리를 통해 행복한 인생을 즐기는 체력을 가꾸어 나가는 것으로 운동의 목적을 수정해야 한다. 평생 몸 관리를 못 하고 앉아서 일만 하다가 40대, 50대 때 건강에 이상이 생기면 남은 인생을 즐기는 데 큰 어려움이 생긴다. '뇌졸중'은 보통 55세 이후로 발생률이 높고, 나이가 10살 많아지면 그 발생률은 2배씩 높아지는 노인의 질병으로 여겨졌다. 60세에 비해 70세는 발생률이 2배, 80세는 60세에 비해 4배나 증가한다. 하지만 '뇌졸중'은 이제 전체 환자의 40%가 50대 미만에서 발생할 정도

로 더 이상 노인들의 질병이 아니다. 이런 트렌드는 뇌졸중뿐 아니라 심장 질환 등 다른 질병에서도 마찬가지이다. 그리고 평상시에 꾸준히 하는 운동은 이런 질병의 위험을 극적으로 떨어뜨린다.

다이어트를 성공하는 방법은 복잡하지 않다. 의지를 갖고 꾸준히 운동하면서 식습관을 조절하면 된다. 하지만 다이어트에 성공하기 위해서는 그 목적을 다시 돌아봐야 한다. 평생 즐기면서 인생을 살기 위해서 반드시 필요한 다이어트와 운동!

이제 구체적으로 어떤 방법으로 하면 성공할 수 있는지 알아보자.

03.

지렛대를 찾아라.
같은 노력으로 더 큰 효과를 노려라.

사람들은 누구나 짧은 시간 안에 최소의 노력으로 최대의 효과를 얻으려 한다. 그러다 보니 잘못된 상식, 나쁜 광고 등에 솔깃해서 엉뚱한 방향으로 애쓰다가 시간과 돈을 낭비하고, 심지어 건강을 망치기도 한다. 이번에는 제대로 된 사실을 바탕으로 내가 경험한 최소한의 노력으로 더 큰 효과를 낼 수 있었던 다이어트 건강 관리 방법들을 살펴보고자 한다.

아침 식사(혹은 바나나)로 그날의 식욕을 다스리자

내부의 적은 외부의 적보다 싸워 이기기 어렵다. 식욕이 바로 내부의 적이다. 내 몸(위, stomach)에서 분비되는 호르몬 때문이다. 살이 찌고 빠지는 것은 하루 종일 섭취한 총 칼로리량과 하루 종일 소모하는 총열량에 좌우된다. 하지만 하루 전체 섭취량을 줄이려고 아침을 거르면서 다이어트 하다가는 오히려 참을 수 없는 공복감으로 식욕이 촉진되어 하루 식단을 망칠 위험이 크다.

식욕은 억누르는 것이 아니라 살살 달래는 것이다. 식욕과 싸우고 이겨 보려 애쓰는 것은 그렇지 않아도 힘든 싸움인 다이어트에 또 하나의 강력한 적을 만들 뿐이다.

나는 집중 다이어트 기간 동안 하루의 식욕이 그날 아침에 결정되는 경험을 했다. 아침에 조금 든든하게 먹고 나가면 그렇지 않은 날보다 하루 종일 식사 조절이 쉬웠다. 흥미로운 경험에 자료를 찾아보니, 식욕이 아침에 결정되는 이유는 우리 몸의 항상성 때문이었다. 밤사이 공복이 약 7~8시간 동안 이어지는 상황에서는 글리코겐이 간에서 에너지원으로 사용되고, 인슐린 분비는 억제된다. 에너지가 고갈되는 스트레스 상황이 되면 몸은 코티솔(Cortisol)과 그렐린(Ghrelin) 호르몬을 분비하게 되는데, 이 그렐린 호르몬이 식욕 촉진 호르몬인 것이다. 반대 작용을 하는 것은 렙틴(Leptin) 호르몬이다. 그러므로 아침 식사(Breakfast= break+ fast)를 통해서 공복 상태(fast)를 벗어나(break) 그날의 그렐린 호르몬 분비를 억제시켜 놓으면 식단 조절과 다이어트에 많은 도움이 된다. 당신이 만약 빠듯한 출근 시간 때문에 혹은 다이어트를 위해서 식사량을 줄인다면 그날은 하루 종일 공복감에 시달리며 달콤한 간식을 찾고, 점심시간에는 폭식하게 될 가능성이 그만큼 커진다. 결국 그날의 식단 조절을 실패하게 될 것이다.

다이어트의 성공은 궁극적으로 하루 종일 섭취하는 칼로리의 양을 점차 줄이고 활동량을 늘려서 몸에 축적된 에너지(지방)를 소모해 나가는 과정에 달려 있다. 하지만 아침 식사를 건너뛰고 식욕 호르몬(그렐린)이 높은 상태여서는 성공하기 어렵다. 아침밥을 든든히 먹어 가면서 다이어트를 하자.

'Afterburn Effect'
'후연소 효과'를 즐기자

Afterburn effect는 굉장히 매력적인 현상이다. 운동을 하지 않을 때에도 열량이 평소보다 높은 수준으로 소모된다는 것이다. 가끔 TV에서 소개되는 '1분 운동으로 날씬해지세요.' 같은 것들이 이런 효과를 노린다고 할 수 있다. 'TABATA(간헐적 운동)' 혹은 '인터벌 운동'도 같은 맥락이다. 오른쪽 그림에서 HIIT(고강도 인터벌 운동, High Intensity Interval Training)의 경우, 보통의 유산소 운동보다 훨씬 많은 양의 총칼로리 소모량을 보이는 것을 확인할 수 있다. 중요한 것은 운동하는 동안의 열량 소모량보다 운동 후의 열량 소모량이 훨씬 높다는 것이다. 방송에서 하는 말로 바꾸면, '잠자는 동안에도 살이 빠집니다!!'가 되는 것이다. 실제로 Afterburn effect는 그 효과가 상당히 크다. 그래서 바쁘게 일상을 쪼개서 운동하는 직장인들은 반드시 활용해야 하는 원리이다. HIIT로 고강도 운동을 소화했다면 그 효과는 최대 48시간 동안이나 지속된다.

이 신기한 원리는 '운동 후 추가 산소 소모(EPOC)'라고 한다. 쉽게 말하면, 격한 운동을 하는 동안은 물론이고 운동이 끝난 후에도 계속해서 몸에서 지방과 칼로리를 소모시킨다는 것이다. 우리 몸은 격한 운동을 하면 운동으로 인해 부족해진 산소를 공급하기 위해서 숨을 헐떡이게 된다. 어느

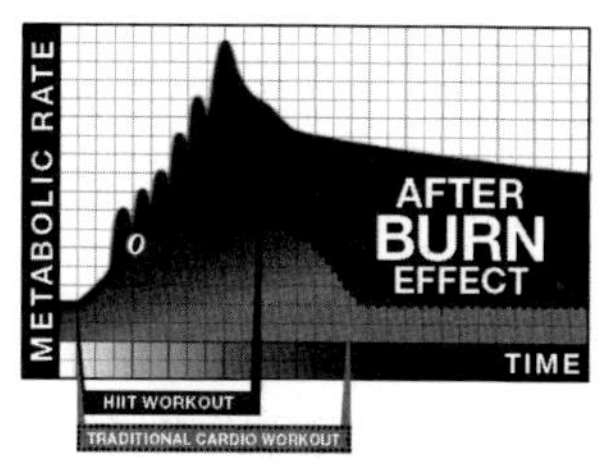

▲ Afterburn effect

정도 시간이 흐르면 숨은 안정되지만 우리 몸은 여전히 산소를 평상시보다 더 많이 소모하며 지방과 칼로리를 연소시키게 되는 것이다. 그러므로 운동하는 시간 동안 집중해서 격렬하게 하면 할수록 Afterburn effect를 더 즐길 수 있다.

나는 Afterburn effect를 활용하기 위해서 그날 수행해야 하는 운동을 미리 계획해서 헬스장에 갔다. 그리고 운동하는 사이의 휴식은 최대 30초 정도로 한정했다.(운동하는 시간과 쉬는 시간을 알람해 주는 앱도 있다. Timer, TABATA 등) 이렇게 운동을 하고 30분 정도가 되면 이미 숨을 헐떡이게 된다. 이렇게 집중 운동 후 사무실로 돌아가거나 퇴근한 다음에도 열량은 계속 소모된다. 실제로 이렇게 운동을 며칠 반복하고 나면 바지 허리 부분이 헐거워지는 느낌이 바로 들 정도였다.

바쁜 직장인들이 헬스장을 찾아서 친구와 수다를 떨거나, 트레드밀 위에서 TV를 보며 천천히 걷거나, 비싼 돈을 내고 등록한 개인 트레이너와 잡담을 나누지 말고, 운동에 최대한 집중해야 하는 이유이기도 하다. 주어진 40분을 숨이 턱에 찰 때까지 집중해서 운동하자! 이 40분의 운동이 당신이 잠자는 동안에도 살이 빠지게 해 줄 것이다.

운동할 때는 큰 근육부터 사용해서 효율을 높이자 바쁜 일과를 쪼개고 쪼개서 헬스장을 어렵게 찾은 당신은 어떤 순서로 운동하는가? 트레이너가 알려준 대로 스트레칭을 한 후 트레드밀(러닝머신)에 올라가서 10분을 걷는가? 그러고는 팔 운동이나 윗몸 일으키기 같은 운동이나 하면서 시간을 보내는가?

바쁜 직장인들은 효율적이고 효과적인 운동을 원한다. 효율적인 운동으로 짧은 시간만 투자해도 높은 열량을 소모시키기를 원한다. 또한 효과적인 운동으로 전신의 근육을 잘 발달시켜서 많이 먹어도 잘 살찌지 않는 몸을 갖기를 원한다. 그렇다면 큰 근육 운동을 하라. 작은 근육들은 신경 쓰지 마라. 큰 근육(가슴 근육, 등 근육, 다리 근육)들에 집중해서 운동하면 주변의 작은 근육(팔 근육 등)들은 동작에 개입되어 자연스럽게 함께 운동이 된다.

- **가슴 운동** : 가슴 운동은 대부분 밀어내는 동작인데, 예를 들어 팔 굽혀 펴기나 덤벨, 벤치 프레스 같은 운동들이 있다. 중량을 밀어내기 위해서는 팔의 삼두근이 개입해야 하므로 동시에 운동이 된다. 가슴 운동을 마친 후 삼두근 운동을 조금 더 해 주면 팔 운동에 따로 시간을 쓰지 않아도 되므로 시간을 아낄 수 있다. 또 큰 근육은 작은 근육보다 에너지 소모도 훨씬 많기 때문에 같은 시간을 운동해도 더 많은 칼로리를 태울 수 있다.

- **등 운동** : 등 운동은 대부분 당기는 동작으로 구성된다. 예를 들어 턱걸이(Chin-up) 혹은 랫풀다운(Lat Pull down) 같은 동작을 하면 등 운동을 수축할 때 팔의 이두근도 함께 수축해서 팔 근육도 자극이 된다. 가슴 운동과 마찬가지로 팔 운동을 따로 빼서 하는 것보다 등 운동을 할 때 이두근 운동을 추가로 해 주면 훨씬 시간을 효율적으로 쓸 수 있게 된다.

- **다리 운동** : 대퇴부(허벅지)는 그야말로 근육 덩어리 부위이다. 전신 근육의 60%가 하체에 분포한다. 특히 허벅지에는 40%의 근육이 뭉쳐 있다. 상체에도 가슴 근육, 등 근육 같은 큰 덩어리의 근육이 있지만 내부에 심장, 폐 등의 장기 때문에 속이 꽉 차 있는 근육 덩어리는 아니다. 하지만 허벅지는 다르다. 다리뼈를 제외한 나머지 부위는 모두 근육 덩어리이다. 그러므로 다리 운동으로 근육량을 늘리면 칼로리를 소모시키는 데 효과를 볼 수 있다. 지방을 소모하기 위한 유산소 운동을 할 때도, 단순히 트레드밀(러닝머신)보다 사이클머신(자전거)을 선택하면 다리(대퇴부) 근육 증가와 유산소 효과를 동시에 볼 수 있다.

나는 스트레스를 많이 받는 날이면 저녁 시간을 따로 스피닝(Spinning)에 투자했다. 거의 클럽을 방불케 하는 음악과 조명에 둘러싸여 코치의 구령에 맞춰서 신 나게 사이클링을 하곤 했다. 이 운동은 자전거 페달의 저항을 조절해 가면서 거의 한 시간 동안 진행되기 때문에 근육 운동과 유산소

여기서 중단되었다. 무기력감과 피로감 때문에 일상생활을 제대로 해 낼수 없었기 때문에 포기 선언을 하는 것으로 끝나곤 했다. 하지만 나는 적극적으로 쉬는 다이어트를 하면서 매번 실패했던 다이어트를 결국 극복해냈고, 휴식의 중요성을 절감하게 되었다. 적극적인 휴식은 보통 생각하는 휴식과는 조금 다르다. 휴식에는 정신적인 휴식과 신체적인 휴식으로 나눌 수 있다. 정신적인 휴식에는 말 그대로의 '정신적'인 휴식과 '의지력'의 휴식이 있다. 신체적인 휴식에는 '신체적'인 휴식과 '식단'의 휴식이 있다.

다이어트를 진행하는 동안 갑자기 찾아오는 무기력감은 몸이 피곤해서 기운이 없기 때문이라고 생각한다. 그러나 무기력감을 극복하기 위해서는 정신적인 피로감을 먼저 다스려야 한다. 적극적인 휴식을 위해서는 우선 뇌를 쉬게 해야 한다. 하루 종일 사무실에서 모니터와 휴대전화를 들여다보고 있는 직장인들의 뇌는 쉽게 휴식할 수 없다. 쉴 새 없이 연속되는 업무는 중단시키기 어렵다. 이때는 휴대전화에 알람을 미리 설정해 두고, 알람이 울리면 일부로 자리를 뜬다. 가벼운 마음으로 햇볕을 쬐면서 5분이라도 몸을 움직이고 산책하는 것이 좋다. 행복 호르몬이라고도 불리는 '세레토닌(Seretonin)'은 가만히 쉬고 있을 때보다 몸을 가볍게라도 움직일 때 더 잘 분비된다. 나는 매 90분마다 (9시, 10시 30분, 2시 30분, 4시) 휴대전화 알람을 설정해 두었고, 규칙적으로 몸을 움직여서 잠시라도 휴식을 취하려 했다.

 사람의 의지력, 인내력, 자제력에는 한계가 있는데, 다이어트를 열심히 하는 동안에는 식욕을 자제해야 하는 등 스트레스로 인하여 더 빨리 소모되어 버린다. 특히 직장인들은 출근을 하기도 전에 만원 지하철, 회사로부터의 이메일이나 전화 등으로 인내력이 소진되기 시작한다. 거기에 다이어트로 음식도 참고 있으니 정신적 스트레스는 더욱 심해질 수밖에 없다. 이때는 정말 간단한 명상 호흡을 해 보자. 휴대전화를 잠시 손에서 내려놓고 호흡 횟수를 세어 보자. 자신의 호흡에 집중하는 이 간단한 방법만으로도 당신의 인내력을 갉아먹는 것들을 머릿속에서 잠시 밀어낼 수 있다.

신체적인 휴식은 굉장히 간단하다. 잠을 충분히 자는 것이다. 그렇다고 평상시에 6~7시간을 자던 사람이 무작정 12시간씩 잠을 자게 되면 더 피로하고 무기력해진다. 평상시보다 1~2시간 정도만 더 자는 것이 좋다. 이 정도의 추가 수면은 노력으로 가능하다. 수면 시간이 짧아지면 몸의 회복이 더뎌지는 것은 물론이고 간식 등의 유혹도 몇 배로 더 강해진다. 잠을 잘 자기 위해서는 침대에 누워서 휴대전화를 보는 행동을 절대 하지 말아야 한다. 휴대전화의 빛은 에스프레소 2잔의 각성 효과를 보인다고 한다. 나는 신체적으로 피로도가 최고치가 될 때는 휴대전화에 취침 알람을 설정해 두었다. 밤 10시 30분과 11시에 설정해 놓고 10시 30분에 알람이 울리면 하던 일들을 정리하고, 11시 알람이 울리면 침대에 누워서 눈을 감았다. 출근 시간 때문에 일어나는 시간을 늦출 수 없으니 잠자리에 일찍 드는 방법밖에 없다. 이렇게 1~2시간 정도 의도적으로 더 자는 것만으로도 몸의 컨디션을 끌어올릴 수 있다. 규칙적이고 충분한 수면을 통해서 육체 적인 무기력증을 극복해 보자.

　식단도 가끔 휴식이 필요하다. 각종 양념과 조미료가 버무려진 자극적인 음식을 먹고 싶지만, 건강한 식단을 유지하고 식사량을 줄인 상태로 계속 생활하다 보면 결국 지쳐 포기해 버리게 된다. 일주일에 하루를 정해 놓고 그날은 '치팅데이(Cheating day)'로 먹고 싶었던 음식을 스스로에게 허락해 주는 것이 좋다. 계속 팽팽하게 긴장해 있는 악기의 줄은 끊어지기 쉽다. 가끔은 긴장과 스트레스를 풀어 주는 날이 필요하다. 주의할 것은 일단 정해 놓은 치팅데이가 있다면 그날의 약속은 스스로 지켜야 한다. 일요일로 정해 놓은 치팅데이를 금요일에 치맥으로 마음대로 바꾸면서 자기 합리화를 해서는 안 된다는 말이다. 그리고 치팅데이는 폭식하는 날이 아니라, 그간 참아 온 스스로에게 잠시 숨 돌릴 시간을 주는 것임을 명심하고 하루의 총열량 섭취량을 어느 정도 유지하는 선에서 즐겨야 한다. 나는 이런 치팅데이에 먹는 라면이나 과자는 평상시보다 몇 배는 더 맛있게 느껴졌다. 평상시에 참았던 것을 보상 받는 기분을 느끼고 나면 확실히 다른 날은 잘 참아 낼 수 있었다. 마냥 참고 절제하는 것이 능사는 아니다.

　사람들은 피곤할 때 흔히 아무것도 하지 않으려 한다. 그리고 아무것도 하지 않는다는 것을 보통 퇴근 후에 맥주 한 캔을 먹으면서 TV를 멍하게 보는 것이라 여긴다. '한국인의 여가 생활에 대한 조사'(문화체육관광부)에서 51.4%로 가장 많은 비중을 차지하는 여가 생활이 'TV 시청'이다(인터넷 검색은 11.5%로 2위). 하지만 TV를 보는 것이 몸을 움직이지 않는 것이지 새로운 자극을 눈과 귀로 계속 받아들여야 하므로 정신적인 휴식은 아니다. 데이비드 루이스 박사(영국 서섹스대학, 인지신경심리학 교수)는 어떤 스트레스 해소 방법이 가장 효과가 좋은지를 측정했다. 휴식 방법으로 흔히 즐기는 독서, 산책, 음악 감상, 비디오 게임 중 독서(6분 정도 책을 읽었을 때)가 스트레스 해소 효과가 가장 좋았다(근육 긴장이 풀리고 심박수가 낮아지면서 스트레스가 68% 감소함).

다이어트에 집중하는 동안 무기력이 찾아온다면 초기에 적극적인 휴식을 취하자. 건강한 음식을 먹고, 몸을 가볍게 움직이자. 기분 좋은 음악을 들으면서 산책하자. 집에서는 TV와 스마트폰을 멀리 하고 업무와 무관한 좋아하는 분야의 책을 읽자. 휴식은 한 번에 길게 쉬는 것보다 짧은 시간을 자주 쉬는 것이 더 좋다. 평소보다 10% 더 자고, 10% 더 쉬자. 다이어트 무기력에서 빨리 벗어나서 다시 건강한 몸을 위해 파이팅하자!

05. 손발이 고생하는 운동;
부분 지방 감소(Spot Reduction)란 없다.

누구나 뱃살을 빼려고 윗몸 일으키기를 수십 개씩 하거나, TV 프로그램에서 소개하는 팔뚝에 살이 빠지는 운동을 따라서 팔을 탈탈탈 터는 동작을 해 봤을 것이다. 그렇다면 팔 굽혀 펴기(Push-up, 가슴 운동)를 하면 가슴이 납작해지고, 앉았다 일어서기(Squat, 다리 운동)를 하면 다리가 가늘어지는가? 손발이 고생하는 운동, 즉 몸이 고생만 하고 효과는 크게 못 보는 운동이 이런 것들이다. 물론 안 하는 것보다는 하는 것이 낫지만 노동이고 고생인 경우가 많다. 잘못된 상식이나 소문 때문에 여전히 쓸데없는 노력으로 노동을 하고 있는 사람들에게 정확하고 효과 좋은 스마트한 운동법을 소개한다.

하루에 윗몸 일으키기(sit-up)를 천 번을 하면 뱃살이 빠질까? 화장품 브랜드나 다이어트 회사들이 광고하는 바르는 화장품들은 지방 분해에 정말 도움이 될까?

많은 사람들이 더 이상 특정 부위가 빠지는 운동법이나 제품은 없다는 것을 알고 있다. 하지만 아직도 이런 광고들은 범람하고, 비효율적인 운동을 반복하거나, 무용한 고가의 제품을 구입해서 바르고 있는 사람들이 여전히 많은 것이 사실이다.

다리를 가늘고 예쁘게 만들려면? 전신 근육 운동을 해야 한다!

Love handle이라고도 불리는 배둘레햄, 즉 뱃살을 빼기 위해서는? 전신 근육 운동을 해야 한다!

팔뚝에 출렁살을 빼기 위해서는? 전신 근육 운동을 해야 한다!

특정 부위의 지방만 제거하는 방법은 외과적인 수술(지방 흡입 수술)을 제외하고는 없다. 사람 몸이 특정 부위의 지방만 사용하도록 되어 있지 않기 때문이다.

테니스 종목은 대표적으로 몸의 한 부분을 집중해서 사용하는 운동이다. 이런 테니스 선수들의 팔뚝 둘레를 측정해서 부분 지방 감소(Spot reduction)를 연구한

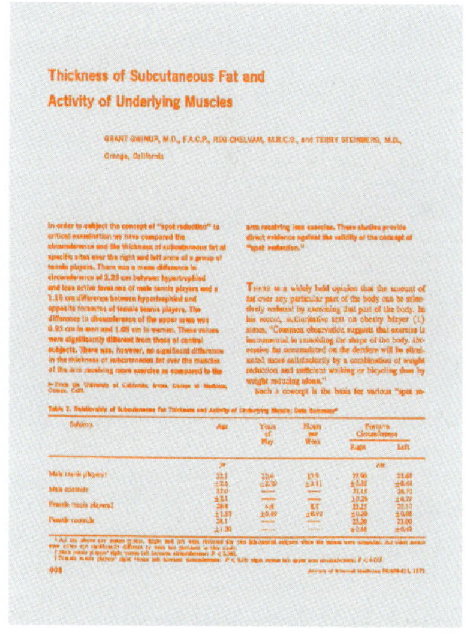

▲ 테니스 선수의 양팔의 근육과 지방 두께를 비교한 Grant 교수의 논문(Ann Intern Med. 1971;74(3):408–411)

문헌이 있다. Grant 교수(캘리포니아 얼바인 의과대학)는 테니스 선수의 주 사용 팔뚝(오른손잡이 선수의 오른팔)과 반대쪽 팔뚝의 둘레를 측정하여 피하 지방의 두께를 측정해서 비교했다. 그 결과 우리가 평소에 믿고 싶어 했던 것과 정반대였다. 오른손잡이 테니스 선수의 오른팔이 왼쪽보다 더 굵기는 했다. 하지만 양팔의 피하 지방 두께는 차이가 없었다. 단지 오른팔을 많이 써서 팔뚝의 근육이 발달되어 더 굵었던 것으로 나타났다. Grant 교수는 이 결과가 '더 많은 운동을 하는 부위의 근육을 덮고 있는 지방층이 반대 팔보다 더 얇다는 근거를 찾을 수 없다.'며 Spot reduction은 근거가 없다고 논문을 마무리했다.

이제 우리는 그동안 수없이 반복한 윗몸 일으키기는 뱃살을 집중적으로 빼는 데 쓸모가 없음을 알게 되었다. 아무리 우리가 윗몸 일으키기를 열심히 한다고 해도 테니스 선수들이 팔 운동을 하는 만큼 특정 부위를 집중적으로 운동할 수는 없기 때문이다.

그렇다면 우리가 원하는 건강한 몸, Fit한 몸을 만들려면 어떻게 운동해야 하는가? 스마트하게 운동해야 한다. 스마트한 운동은 어떤 운동인가?

- 같은 시간 동안 운동해도 더 많은 열량을 소모해야 한다. (=짧은 시간 동안 운동해도 길게 운동한 것과 같은 열량을 소모해야 한다.)
- 운동이 끝난 후에도 열량 소모가 계속 진행되어야 한다. (=Afterburn effect)

- 운동이 근육 생성을 촉진해서 기초 대사량을 올려 줄 수 있어야 한다.
  (=근육량 증가로 살찌지 않는 체질 만들기)

헬스장을 등록하면 트레이너들이 권하는 운동 방식은 보통 다음과 같다. '헬스장에 오시면, 러닝머신 위에서 살짝 땀이 날 정도로 10~15분 걷고 스트레칭을 좀 하실게요.', '준비 운동 하셨으면 오늘은 다리와 어깨 운동 같이 해 볼게요.', '오늘 고생하셨고, 내일은 가슴이랑 팔 운동을 해 볼게요.'

내가 겪어 본 헬스장의 운동 방식은 대부분 이런 패턴이었다. 하지만 많은 직장인들은 바쁜 일상을 쪼개고 쪼개서 헬스장을 찾는다. 이들에게 준비 운동과 스트레칭에만 30분을 쓰고, 전체 운동 후 샤워하고 나오는 데 거의 2시간을 쓰자고 하는 것은 부담이고, 이런 부담은 운동을 지속할 수 없게 만들어 버린다.

나는 바쁜 하루를 시작하기 전인 출근 직전, 혹은 점심시간 한 시간을 활용하는 방식으로 운동했다. 이동 시간과 샤워 시간을 제외하고 오롯이 운동에 집중하는 시간이 30~40분 남짓이었다. 30~40분 동안 무슨 운동을 하겠냐며 시도조차 하지 않는 사람들이 많다. 그들은 아직도 6개월 전의 그 몸매를, 30~40분 동안 최대 효과로 운동한 나는 지금의 건강한 몸을 갖게 되었다.

결론적으로 내가 선택한 운동법은 스트레칭을 하면서 워밍업을 동시에 해 주고, 본 운동에서는 위의 세 부분(가슴, 등, 다리)의 전신 대(大)근육에 집중해서 운동하는 방법이었다. 몸 전체의 큰 근육들이 단련되면 칼로리를 훨씬 빠르게 소모할 수 있다. 무엇보다 좋은 것은 운동을 마치고 일상생활을 하는 중에도 칼로리 소모는 계속 된다는 점이다.

06. 내 생활을 지배하는
습관을 만들자.

어릴 적 많이 들었던 '생각이 행동을, 행동이 습관을, 습관이 인생을 만든다.'는 내용이 이 장에서 하려는 이야기의 전부라고 할 수 있다. 사람들은 자신의 습관이 무엇인지 알고 있기도 하지만, 모르는 습관이 더 많고 제대로 파악하지 못한 이 습관에 더 큰 영향을 받는다.

나의 경우는 맥주였다. 운동을 본격적으로 하기 전 가벼운 운동 후에는 꼭 집에 오는 길에 있는 편의점에서 맥주 한 캔을 사먹으면서 집에 오곤 했다. 땀을 흘려서인지 아니면 힘들여 운동하고 난 후의 보상심리인지 당연하게 습관처럼 맥주를 마셨다. 이런 버릇 때문인지 운동을 꽤 오랜 시간 지속적으로 했음에도 불구하고 체중, 체형에는 변화가 거의 없었다. 시간이 좀 지난 후에는 작은 양심의 가책 때문에 일반 맥주에서 라이트 맥주로(칼로리를 30% 줄였다는 그 맥주 맞다) 바꾸기는 했지만, 어차피 알코올 함량은 같아서 큰 의미는 없었다.

운동에 나름 막대한 시간과 에너지를 쏟았지만 기대한 만큼의 결과를 얻지 못하자 고민에 빠지고 지치기 시작했다. 그러던 중에 찰스 두히그의 《습관의 힘》에서 읽었던 내용이 생각났고, 나의 생활에 적용해 보기로 했다. 그는 습관이 인간의 뇌에 휴식을 주기 위해서 생겼고, 어떤 습관이라도 변화시킬 수 있다고 한다. 그에 따르면 습관은 '신호-반복 행동-보상'이 하나의 고리로 연결되고, 어떤 열망이 그 고리를 지속적으로 회전시키는 것이라고 했다. 그래서 나는 맥주 습관이 어떤 보상과 신호로 연결되어 있는지를 고민해 보았다. 며칠의 고민 끝에 찾은 내용은 다음과 같다.

- **신호** : 땀 흘리고 집에 오는 길에 있는 편의점 불빛
- **반복 행동** : 맥주 구입
- **보상** : 캔맥주를 딸 때 나는 '푸슉' 하는 소리와 탄산의 청량감 (술에 취하는 느낌은 보상이 아닌 것 같았다. 나는 술을 좋아하는 사람이 아니다.)

이런 결론에 따라 나는 습관을 고치기 위해서 다음 방법을 생각해 냈다. 집에 오는 길은 하나 밖에 없어서 그 편의점을 피할 수 있는 방법이 없다. 대신 '맥주'를 사는 대신 '다이어트 콜라'를 구입해서 '소리'와 '청량감'을 나에게 보상으로 제공했다. 시간이 조금 더 흐른 다음에는 '다이어트 콜라'를 '탄산수'로 바꾸었고, 나는 이런 변화되는 습관에 만족하고 있다는 것을 깨달았다. 이런 변화를 통해서 '운동 후 맥주'라는 습관을 바꾸게 되었고, 바뀐 습관은 체중 감소, 체형 변화, 건강 개선이라는 좋은 결과로 나타났다.

나의 습관 중 두 번째는 늦은 저녁 혹은 야식(군것질)이었다.

대부분의 직장인처럼 나는 야근과 회식이 많은 일상이 반복되었다. 그리고 정시에 퇴근한 후에도 새벽 1시 정도에 잠자리에 드는 습관이 있었다. 퇴근하고 난 후에도 아이들과 씨름하다 보면 밤 11시 정도가 지나야 조용히 혼자만의 시간을 보낼 수 있기 때문이었다. 그래서 그 꿀 같은 자유 시간에는 책을 읽거나, 스마트폰을 갖고 놀다가 잠자리에 들곤 했다. 잠자는 시간이 늦어지면서 나의 가장 큰 문제는 입이 심심해서 짜고, 맵고, 단맛의 야식을 찾게 되는 것이었다. 딱히 배가 고파서 음식을 찾는 것이 아니라 입이 심심한 것이 가장 큰 이유였던 것 같다.

아침과 점심 식사를 제대로 하지 않으면 저녁에는 보상 심리로 음식을 더 먹게 된다. 또 낮 동안에 받은 스트레스가 제대로 풀리지 않으면 단맛이 나는 음식을 찾는다. 달고 짠 음식은 세로토닌 분비를 자극하고 스트레스를 줄여 주기 때문에 늦게 자고 스트레스를 많이 받는 사람들은 야식을 찾게 된다. 매운 맛의 음식도 비슷한 원리로 스트레스를 줄여 주는 데 이런 자극적인 야식들은 위염을 유발하기도 한다. 또 밤에는 부교감 신경이 활성화되어 영양소를 지방으로 축적하는 작용을 한다. 그래서 같은 칼로리를 섭취하더라도 밤에 먹는 음식은 더 많이 살로 가게 된다. 다음 날 아침에 더부룩한 속과 퉁퉁 부어 버린 얼굴은 물론이다.

이런 자극적인 야식 습관도 '신호-반복 행동-보상'의 링크로 살펴보자.

○ **신호 :** 늦은 밤에 혼자 깨어 입이 심심함을 느낌

○ **반복 행동 :** 야식을 찾음

○ **보상 :** 자극적인 맛의 야식을 먹고 일시적인 만족감을 느낌

나는 이런 습관을 고치기 위해서 집에 있는 달고 짠 자극적인 과자들을 다 치워 버렸다. 그리고 심심한 간식들을 준비해 두었다. 강냉이나 뻥튀기를 사서 입이 심심할 때 한 주먹 정도를 천천히 먹었다. 물론 강냉이와 뻥튀기는 단순 탄수화물이고 칼로리는 무시하기 어렵다. 오른쪽 표를 보면 강냉이 100g의 칼로리는 밥 한 공기를 훌쩍 뛰어 넘는다. 하지만, 정말 입이 심심해서 과자 봉지를 뜯고 싶을 때, 치킨을 먹고 싶을 때, 라면을 먹고 싶을 때 강냉이 한 주먹(30~40kcal)과 냉수 한 컵 정도로 300~500kcal를 막아 낼 수 있기 때문에 충분히 활용했다.

다시 한 번 기억해야 하는 것은 우리는 몸짱 대회에 나가려는 사람들이 아니다. 도시의 수도승이라고 불릴 정도로 금욕 생활을 해야 하는 선수들처럼 스스로를 힘들게 할 필요는 없지 않는가? 다만 순간적인 식욕이나 단지 입이 심심해서 하루 종일 잘 절제하다가 한 순간 긴장의 끈을 '탁' 하고 놓아 버리는 것을 예방하는 것이 원하는 결과를 얻는 데 더 도움이 될 것이라 생각한다.

밥 한 공기 200g	강냉이 100g	강냉이(성인 한 주먹)	동그란 뻥튀기 100g	쌀튀기 100g
300kcal	270kcal	40kcal	380kcal	170kcal

또 늦게 까지 깨어 있지 않기 위해서 저녁에 운동량을 늘렸다. 유산소 운동인 러닝머신의 비중을 50%정도 더 늘렸다. 무산소 운동인 웨이트 트레이닝보다 유산소 운동이 더 졸리게 만들기 때문이다. 규칙적인 생활을 위해서 휴대전화는 취침 알람을 설정해 놓았다. '밤 10시 30분은 취침 준비, 11시는 취침'. 이런 작은 생활의 변화로 11시에 침대에 눕자마자 잠이 들고 수면의 질도 상당히 좋아져서, 아침에 활력 넘치게 일어날 수 있었다. 게다가 야식의 유혹이 시작되는 11시를 넘기지 않고 잠들기 때문에 그날 절제한 식욕은 다음 날 아침에 납작해진 배를 보면 뿌듯한 기분을 보상받고, 더욱 동기 부여를 얻기도 한다.

술을 줄이고, 야식을 끊을 수 있었던 사소한 '습관 고리'를 간단하게 설명했지만, 이 방법으로 바꿔진 습관의 결과는 결코 작지 않다. 아침에 부은 얼굴과 더부룩한 속은 없어지고, 숙면을 취하고 활기가 넘치는 상태로 아침에 일어나게 된다. 규칙적인 운동의 효과도 극대화할 수 있음은 물론이다. 스스로의 습관을 잘 분석해 보고 그런 습관을 일으키는 신호와, 신호에서 얻고자 하는 보상이 무엇인지 고민해 보자. 이런 작은 습관의 개선이 당신의 목표를 달성하는 인생의 큰 습관이 될 것이다.

과자 및 초콜릿 칼로리표

기준	칼로리	기준	칼로리
건빵 100g	415kcal	빼빼로 1봉지	400kcal
팝콘 100g	420kcal	웨하스 1봉지	232kcal
초코파이 1개	160kcal	오예스 1개	266kcal
새우깡 1봉지	440kcal	꼬깔콘 1봉지	546kcal
감자깡 1봉지	270kcal	초코하임 1봉지	537kcal
홈런볼 1봉지	250kcal	고래밥 1봉지	222kcal
포카칩 1봉지	464kcal	다이제스티브 1봉지	1051kcal
에이스 1통	810kcal	썬칩 1봉지	402kcal
자유시간 40g	189kcal	밀크캐러멜 1봉지	247kcal
스니커즈바 60g	285kcal	abc초콜릿 1봉지	517kcal

부분 지방 감소(Spot reduction)에 대한 환상을 버리자.
그런 것은 없다. 피부에 바르는 제품으로
특정 부위의 지방을 태울 수 없다. 과대광고일 뿐이다.
큰 근육에 집중해서 스마트하게 다이어트하자.
같은 노력으로 더 좋은 효과를 기대할 수 있다.

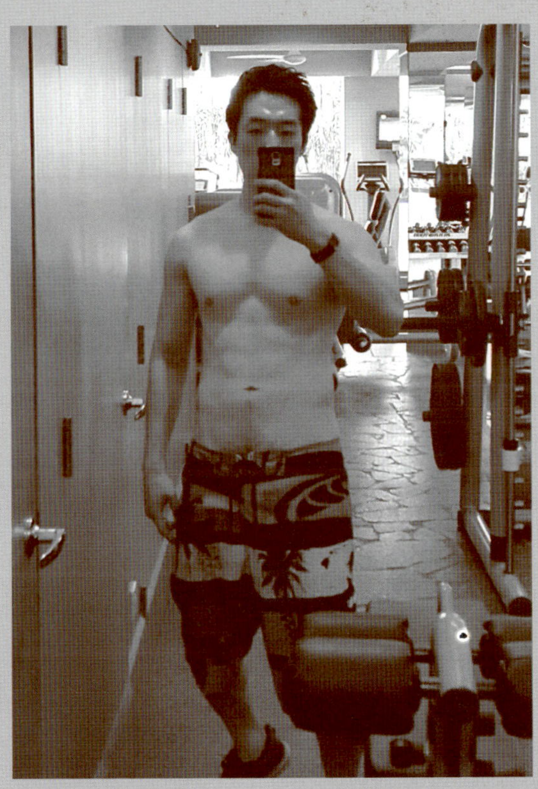

03

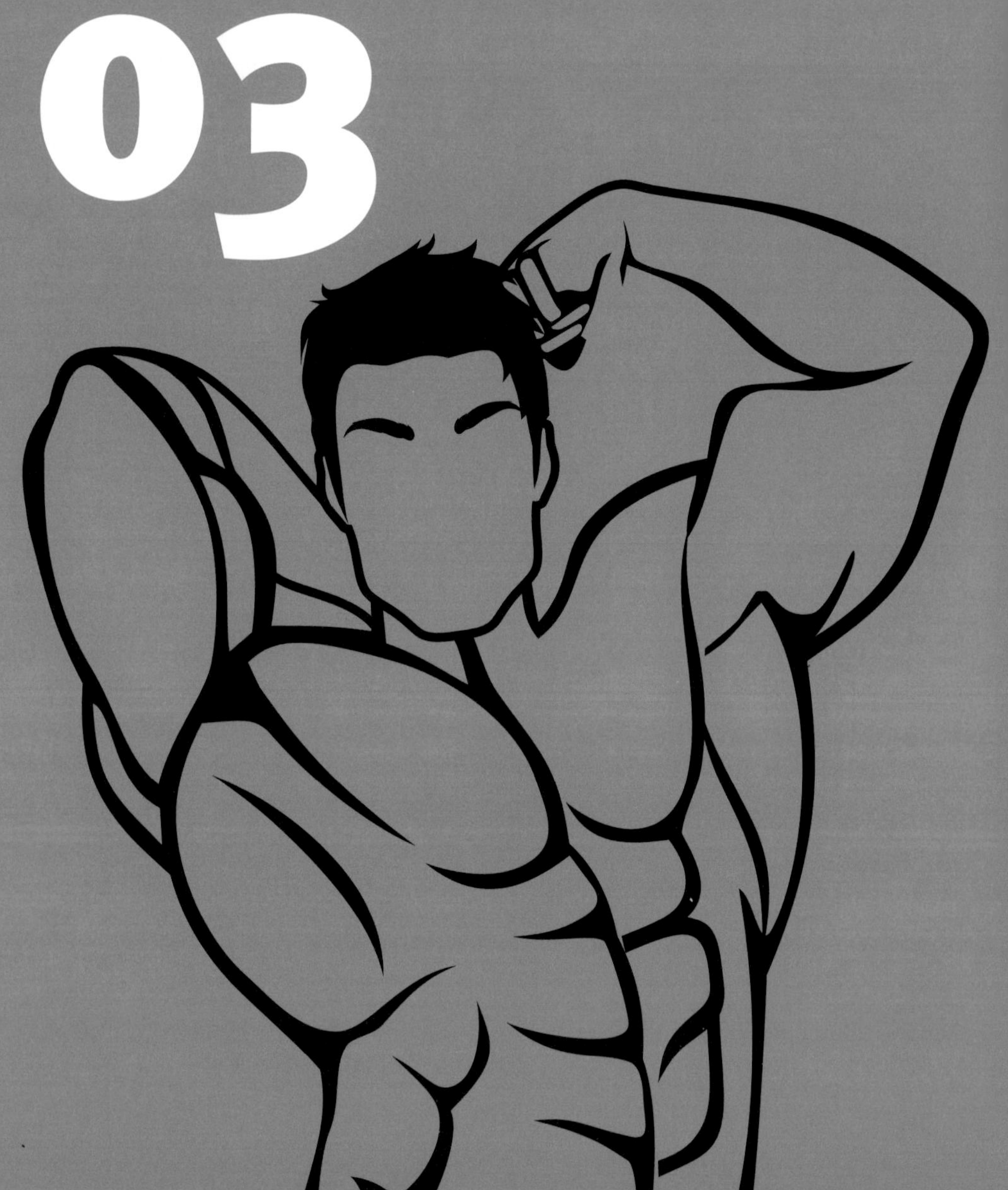

기록하라 아니면 실패한다.

어렵고 복잡한 것은 실패한다. 성공하는 것은 늘 간단하고 쉽다. 우리는 다이어트의 승패를 쥐고 있는 기록을 쉽고 간단하게 할 수 있다. 바로 사무실에 흔한 A4 종이 한 장, 혹은 누구나 늘 몸에 지니고 다니는 휴대전화를 활용하는 것이다. 앞서 강조한 목표 및 todo 설정, 음식 기록, 운동 기록은 종이에 줄을 긋고 꾸준히 적거나, 휴대전화에 해당되는 앱을 설치하는 것만으로도 충분히 수행할 수 있다.

01. 다이어트의 승패는 기록이 쥐고 있다.
(무엇을 기록할 것인가)

우리는 무엇을 하면서 하루를 보내는지 잘 알고 있다고 생각하지만 사실은 그렇지 않다. 어제 낮에 뭘 먹었는지, 지난주 수요일에 운동을 갔는지, 지난달 체중이 얼마였는지는 기억나는가? 지난 3개월 동안 몇 번 운동을 했는지, 어떤 운동을 어느 정도의 강도로 몇 회를 수행했는지 기억할 수 있겠는가?

이 책에서는 기록의 중요성에 대해서 여러 번 다룰 것이다. 기록 자체로도 중요하지만, 기록된 자료들을 되짚어 보면서 스스로 피드백 하는 과정이 핵심인데, 이를 위해서는 반드시 기록된 자료가 필요하기 때문이다.

기록은 기억보다 강하다. 어떤 목표를 성공적으로 달성하기 위해서는 반드시 기록이 있어야 한다. 피터 드러커는 '측정하지 않으면 관리할 수 없다.'고 말했다. 기록하지 않으면 측정될 수 없고, 관리할 수 없으면 개선될 수 없다. 그러므로 '기록하지 않으면 개선될 수 없다.'는 것이 된다.

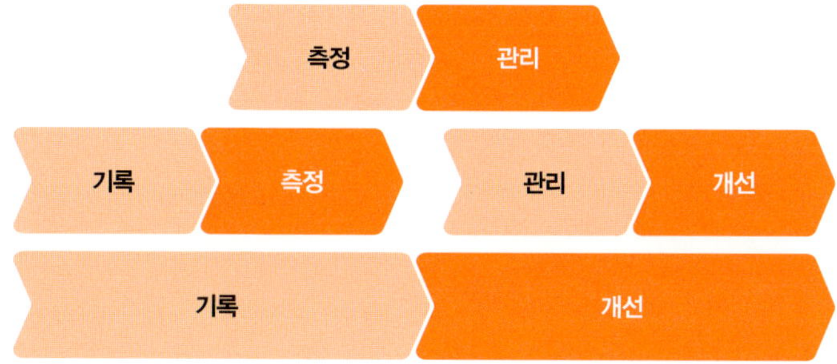

성공은 한순간에 이루어지지 않는다. 성공은 연속적인 노력과 그 노력의 연속적인 결과로만 달성할 수 있다. 연속성이 있게 무엇을 해 내려면 기록을 해야 한다.

기록을 적는 곳은 종이이지만, 새겨지는 곳은 마음이다. 스포츠 경기에서 점수를 기록하지 않으면 그저 연습이다. 연습은 이기면 좋지만 져도 그만이다. 하지만 실전 경기는 반드시 이겨야 한다. 우리 삶은 연습이 아니기 때문에 지면 안 된다. 건강하게 살기로 결심했다면 그 목표를 성공적으로 달성해야 한다. 목표를 분명하게 설정하고 그 과정을 기록해야 한다. 한 번에 성공하지 못했다고 해도 그 기록을 돌아보고 반성하고 개선해야 한다. 이런 과정이 반복되면 목표는 이루어질 수밖에 없다. 그렇다면 무엇을 어디에 어떻게 적어야 하는가?

생활 관련	운동 관련
목표하는 몸 상태 (체중, 체지방, 근육량 등) 목표하는 이벤트 (SNS에 멋진 사진 찍어 올리기, 바디 프로필 사진 촬영, 결혼식 사진 찍기 등) 식단, 간식 / 마신 물의 양 일하는 시간 / 운동할 수 있는 시간	현재의 몸 상태 (체중, 체지방량, 근육량 등) 운동한 날짜 목표하는 운동할 날짜와 시간 그날에 수행한 운동량과 운동에 대한 느낌

그림을 그리듯 구체적인 목표를 정한다

운동을 지속적으로 해서 다이어트에 성공하려면 가장 먼저 목표하는 몸 상태를 정해서 적어 둔다. 목표는 항상 데드라인(달성 목표 시간)을 설정하고, 수치로 구체화하여 정해야 한다. 예를 들어 3개월 후 웨딩 사진을 찍어야 하는데 그때 최고 컨디션으로 촬영을 하겠다고 결심한다. 그 목표를 막연하게 '3개월 동안 살을 빼야지.'라고 해서는 성공할 수 없다. 목표는 이렇게 설정되어야 한다. '3개월 뒤인 7월 2일 토요일 오후 2시에 스튜디오 촬영이 있다. 지금 체중이 63kg이니 5kg를 운동과 식이 조절로 감량할 것이다. 그때 나는 머메이드 드레스를 멋지게 소화해 낼 것이다.'

시간 계획을 포함한 세부적인 할 일로 나누자

이렇게 설정된 목표는 시간의 진행에 따라 세부적인 계획으로 나누어지고, 계획은 그날의 'Todo(할일)'이 되어 목표 달성 가능성을 끌어올려 준다. 목표를 달성하기 위한 세부적인 Todo는 하루의 식단과 운동을 포함하게 되며, 마실 물의 양까지 정할 수 있다. 그리고 일주일 동안 운동할 수 있는 요일과 시간을 미리 확보해서, 계획한 그 시간에 정해진 운동량을 수행할 수 있게 된다.

그날 먹을 식단, 물도 기록해 두는 것이 좋다. 먹고 마신 다음에 기록하는 것도 좋지만, 내가 활용하면서 더 도움이 된 것은 그날 먹을 음식을 미리 적어 두는 것이었다. 이렇게 하면 계획한 것을 지키는 데 도움이 되었고, 계획한 것과 다르게 먹었을 경우에는 기록을 수정했다.

운동 등 신체 활동을 기록하는 것은 자신의 몸에 꾸준히 관심을 갖고 말을 걸어 주는 것과 같다. 지금 몸 상태가 어떤지 체성분 검사를 한다거나, 허리둘레, 팔 둘레 등을 측정해서 기록하고 주기적으로 확인하는 것은 성취감과 긴장감을 느껴 계속 운동과 다이어트를 이어 갈 수 있게 도와준다. 평소에 안 하던 운동을 막 시작한 경우 그 강도와 방법, 느낌에 익숙해지기 어려운데, 운동량과 운동에 대한 느낌을 기록해 두면 각 운동 방법의 효과를 느끼고, 운동 능력을 발전시키는 데 도움이 된다.

기록에 대한 부담을 버리자

모든 것을 처음부터 자세하고 복잡하게 기록할 필요는 없다. 운동하고 난 직후의 느낌이나 기분을 서너 줄 정도로 휴대전화나 수첩에 적기만 하면 된다. 예를 들면, '오늘 운동을 오후 7시부터 8시 10분까지 했다. 혼자서는 잘 하지 않던 다리 운동을 했더니 근육이 부들부들 떨리고 땀도 많이 났다. 개운한 기분이다. 오늘 한 운동을 다음에는 혼자 해 봐야겠다.' 정도로 간단하게 적기만 해도 된다. 이런 것은 SNS에 그날 자신의 모습과 함께 올려 두는 것도 좋다. 다

른 사람들의 응원을 받기도 하지만, 다른 사람들에게 선언하는 것 같은 효
과가 있어서 계속 운동을 이어 갈 수 있는 동기가 되기 때문이다.

**스스로의 몸을
꾸준히 기록하라** 스페인에서 2016년 271명(여성 233명)을 대상
으로 진행한 '다이어트 16주 프로그램'에서 참
가자의 90%가 전체를 이수했고, 이 중 71.3%는 목표 체중으로 감량하는
데 성공했다. 이들에게 프로그램을 마치고 목표를 달성할 수 있었던 비결
을 물으니 콜레스테롤 수치나, 허리 엉덩이 둘레 비율(WHR) 같은 숫자가
아니라 매주 촬영해서 프로그램에 전송했던 전신사진이었다고 밝혔다. 크
게 와닿지 않는 숫자보다는 매주 찍어서 눈으로 비교 확인할 수 있는 비키
니 사진 같은 것이 몸의 변화에 더 큰 만족감을 제공한 것이다.

그러므로 매주 내 몸을 찍어 보자. 지금 내 몸 상태가 남들에게 보여 주
기 적당한 상태가 아니라는 생각이 든다면 사진들을 비밀 폴더에 숨겨 두
자. 하지만 매주 찍은 사진들을 보면서 점점 개선되는 몸 상태를 확인하며
일정 시간(3개월을 권장한다)이 지난 후 before & after를 다른 사람들에
게 자랑할 것이라고 결심하자.

다이어트의 승패는 기록이 쥐고 있다. 개선을 위해 기록하라. 어디에 어
떻게 기록할 것인지, 그리고 그것들을 어떻게 활용할 것인지 다음 장에서
더 자세하게 알아보도록 하겠다.

02

모든 것을 활용하여 기록하는 습관을 갖자.
(어떻게 기록할 것인가)

앞장 내용에 대해서 동의할 수도, 아닐 수도 있다. '기록하는 게 도움이 되긴 할 텐데… 저렇게 적으려면 수첩도 있어야 하고, 펜도 갖고 다녀야 하고… 굉장히 번거롭겠다…….'라고 생각할 수도 있다.

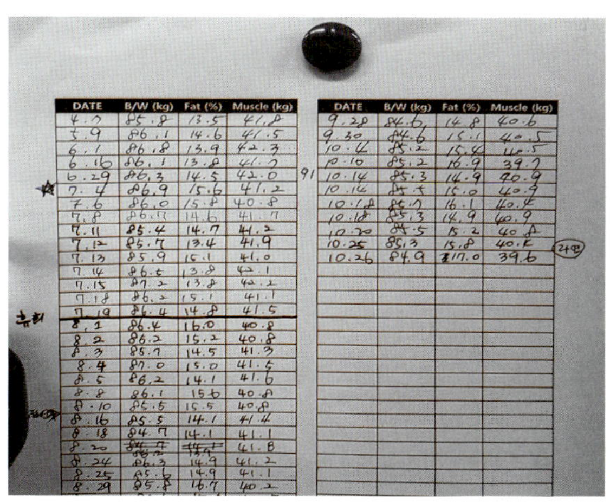

▲ 사무실 자리에 붙여 놓은 체중 및 체성분 기록표

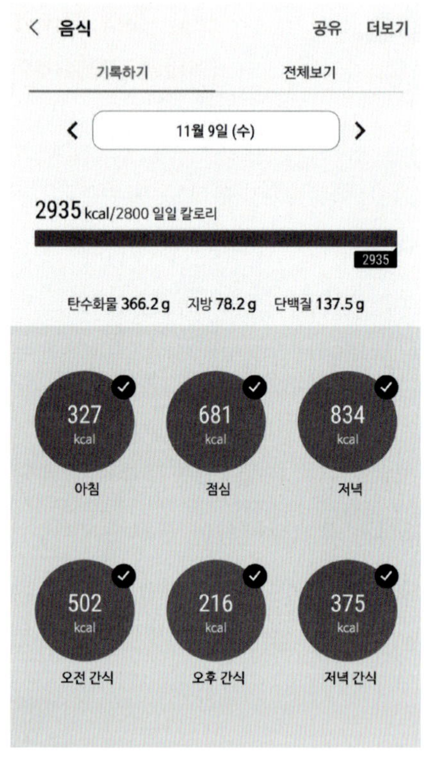

▲ S헬스에 기록된 식단

목표 및 todo를 설정하라

1. 휴대전화, 노트북, 태블릿 등의 배경 화면에 그림으로 설정한다. 글자는 배경 화면에 잘 읽히지 않으므로 사진이나 그림이 좋다.

2. 목표를 '5W1H, 육하원칙'에 따라 구체적으로 적는다.

3. 눈에 보이는 곳에 중간 지표를 기록한다.

**음식을
기록하라**

1. 스마트폰에서 음식을 쉽게 기록할 수 있는 앱을 찾아서 설치한다.(검색어: 식단, 다이어트, 음식 칼로리 등) 나는 기본으로 설치된 'S헬스 – 삼성' 앱을 사용한다.

2. 음식 기록 앱을 바탕 화면에 옮겨서 쉽게 접근할 수 있게 하고, 하루 종일 먹을 음식을 미리 생각해서 적어 둔다.

3. 식단 계획을 짤 때 하루 총 섭취 칼로리도 중요하지만, 영양소의 비율을 특히 신경 써야 한다.

4. 하루 총 섭취 칼로리는 기초 대사량 + 활동 칼로리보다 적은 양을 목표로 잡는다. 대한당뇨병학회에서 권장하는 활동량에 따른 하루 필요 열량을 참고하면 좋다. (예: 사무실에서 거의 활동을 안 하는 70kg 직장인= 70x30 = 2,100kcal, 섭취 목표는 1,800 kcal 정도로 잡는다.)

Tip 하루 필요 열량 알아보기 (대한당뇨병학회)

육체 활동이 거의 없는 경우	보통 활동을 하는 경우	심한 육체 운동을 하는 경우
표준 체중 x (25~30kcal)	표준 체중 x (30~35kcal)	표준 체중 x (35~40kcal)

**운동을
기록하라**

1. 스마트폰에서 운동을 쉽게 기록할 수 있는 앱을 찾아서 설치한다. (검색어: 운동 기록, 헬스장, 트래커 등) 나는 기본으로 설치된 'S헬스 – 삼성' 앱과 'FitNotes'를 사용하고 있다.

2. 운동할 때 운동 종류와 무게, 반복 횟수 혹은 시간을 기록한다. 반복

세트 사이마다 휴식을 취할 때 기록하면 된다. 12번을 1세트라고 하면 12번 동작을 반복한 후 잠깐 쉬는 동안에 기록하는 식이다. '카카오톡'에 답장하는 시간의 1/10도 걸리지 않는다. 귀찮아하기에도 짧은 시간이다.

3. 한 종류의 운동을 할 때 한 세트를 12회 정도 반복하는 강도로 5세트 반복한다.

기록하면서 운동하는 것과 그렇지 않은 것 사이에 어떤 차이가 있는지 생각해 보자. 반복 횟수를 기록하지 않고 속으로 세면서 운동하다 보면 힘이 드는 순간 스스로와 타협하고 중단해 버리기 쉽다. 한 번 기록하면 다음 번 운동 때 지난번의 운동 횟수와 강도를 바로 확인할 수 있기 때문에 운동 사이에 연속성이 생긴다. 일주일 혹은 한 달의 기간으로 보면, 가슴, 등, 다리의 큰 근육 중 어느 부분에 치우쳐 운동하고 있

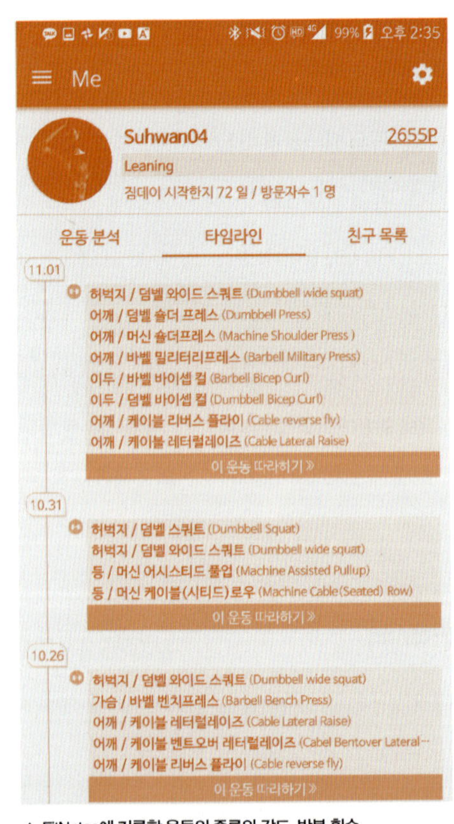

▲ FitNotes에 기록한 운동의 종류와 강도, 반복 횟수

는지 알 수 있게 된다. 실제로 운동을 하다 보면 각자 선호하는 근육 운동이 생기고 해당 운동을 더 많이 하게 되어 불균형이 발생할 수 있다.

스마트 기기를 활용해서 재미있게 1만 보를 걸어라
(1만 보＝8km 정도)

하루 1만 보 걷기는 미국심장학회에서 권장하는 심장 질환의 위험을 낮춰 주는 활동량이다. 또 Global Corporate Challenge에서 전세계 55개국 6만 명의 근로자들을 대상으로 8개월간 진행한 '1만 보 걷기 챌린지'는 놀라운 건강 개선 효과를 보여 주었다. 챌린지 참가자의 67%는 일상생활의 활력이 증가했다고 응답했고, 평균 4.5kg(10파운드)의 체중 감량이 관찰되었다. 도전 4개월 만에 고혈압이 있는 참가자들 중 34%가 정상 수치의 혈압으로 회복했고, 허리둘레도 평균 2인치가 줄어들었다.

　최근 유행하는 웨어러블(착용할 수 있는) 기기를 활용하면 운동도 쉽게 기록하고, 활동량

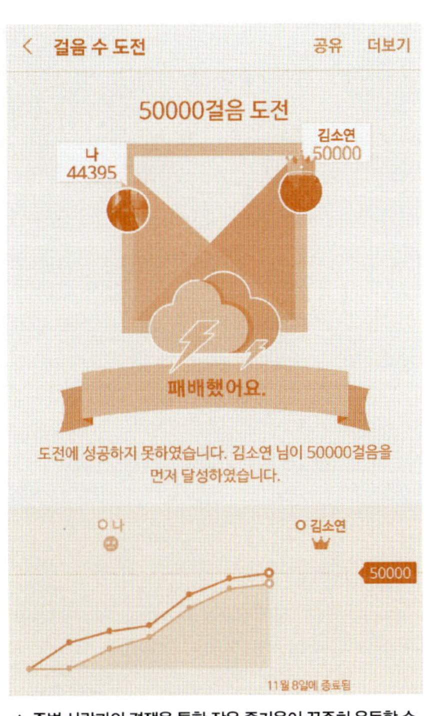

▲ 주변 사람과의 경쟁을 통한 작은 즐거움이 꾸준히 운동할 수 있는 동기를 준다.

을 늘리는 데도 도움이 된다. fitbit이나 삼성, 애플의 스마트워치의 경우 시계처럼 손목에 차고 있는 것만으로도 걸음수가 기록되고, 심박수를 확인하여 운동의 강도를 측정해 준다. 나는 아내와 걸음수 경쟁을 자주 하곤 한다. 서로 앱에 등록해 두고 3만 보 먼저 걷기, 5만 보 먼저 걷기 등으로 경쟁하고 내기도 하면서 즐겁게 운동하고 있다.

우리도 할 수 있다. 당장 '오늘부터 1만 보를 걸을 거야!'라고 결심하는 것도 중요하지만, 이런 결심을 실행하는 과정을 기록하고 눈으로 보면 달성할 가능성이 훨씬 높아진다. 당신의 손목에서 '앞으로 2000걸음이 남았습니다.'라고 알려 주는 시계가 당신의 활동량을 높여 주는 데 기여할 수 있다. 모든 것을 활용하여 기록하자.

03. 기록을 분석하라.
(기록한 것을 어떻게 관리하고 피드백 할 것인가)

나는 운동과 다이어트 과정을 기록하라고 계속 강조하고 있다. 내가 직장 생활을 하면서도 회사 일정이나 다른 어려움을 잘 이겨 낼 수 있었던 요인을 한 가지만 꼽으라면 '기록'이라고 자부한다. 내 체중이 10kg정도 빠졌을 때, 아내가 물었다.

'당신의 다이어트 성공 비결을 딱 하나만 고른다면 뭐야?'

남편이 다이어트를 결심하고 잘하나 못하나를 감시(?)하고 있는데 생각보다 잘하니 당연히 궁금했을 것이다. 여자들의 최대 관심사는 늘 다이어트 아닌가! 운동이나 식단 관리를 이야기해 줄 수도 있었지만, 그러면 아내는 '어, 그래.'라고 뻔한 대답에 무시하고 넘어갔을 것이다.

'운동이나 식단 관리를 꾸준히 할 수 있는 핵심은 무엇일까?'

**한눈에 트렌드를
볼 수 있게 그림을 그려라**

다른 방법으로는 그래프를 그려 보는 것이다. 요즘은 엑셀에 매일 숫자들을 기록하면 쉽게 그래프를 그릴 수 있다. 그래프로 그려 보면 장기적인 추세와 가끔씩 튀는 데이터를 쉽게 확인할 수 있다. 나는 운동하는 날은 매일 인바디(체성분 측정계: 전기 저항을 이용해서 근육과 지방의 양을 통계적으로 측정해 내는 장비) 측정을 했다. 일 년이 넘는 시간 동안 꾸준히 측정하다 보니 급작스러운 숫자의 변화가 언제 일어나는지 알 수 있게 되었다. 예를 들어 늦은 시간에 라면을 먹고 잔 다음 날은 체지방량이 2~3%씩 증가했다. 하지만 이런 급작스러운 변화들은 실제로 체지방이 늘어나서 반영됐다기 보다는, 라면의 염분이 몸의 수분을 붙잡기 때문에 수치가 증가한 것이었다. 그러므로 이런 한두 번의 특이한 변화에

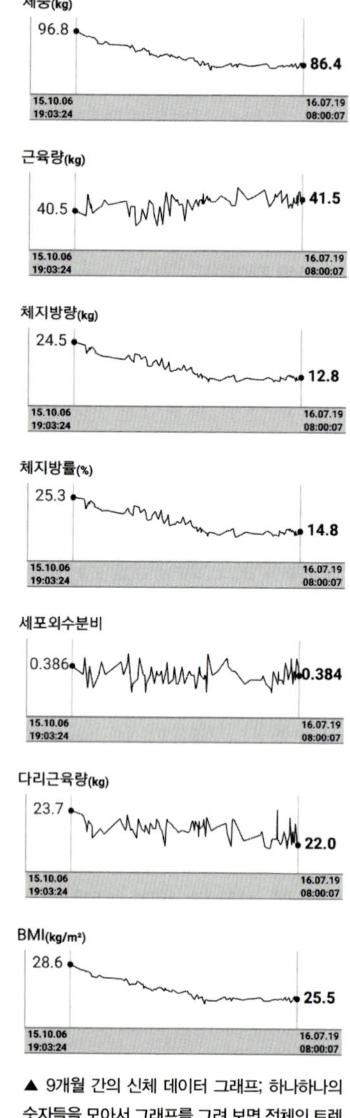

▲ 9개월 간의 신체 데이터 그래프; 하나하나의 숫자들을 모아서 그래프를 그려 보면 전체의 트렌드를 볼 수 있다.

민감하게 반응하기 보다는 여러 번 측정해서 그 값을 연결한 트렌드가 더욱 중요하다.

추세를 눈으로 확인할 수 있게 되면 유지하기는 더 쉽다. 자신이 그동안 꾸준히 해 온 방식이 트렌드를 만들었기 때문에 하던 대로 하면 된다. '회식', '운동 건너뛰기', '야식' 등이 일시적으로 영향을 미칠 수는 있겠지만, 일희일비하지 말고 꾸준히 해 오던 대로 하면 원래 몸 상태로 돌아갈 수 있다. 내 몸의 변화 트렌드를 알고 있어야, 갑작스러운 변화에 당황하지 않고 해 오던 방법에 믿음을 갖고 계속 지속할 수 있다.

숫자의 함정에 빠지지 마라

이렇게 기록해 놓은 자료들을 분석할 때는 숫자의 함정에 빠지지 않도록 주의해야 한다. 예를 들어 내 체성분 변화를 그래프로 그려 보면 약 9개월 동안 체중은 10kg 정도 감량되었다. 반면 근육량은 1kg 정도 증가하는 데 그쳤다. 이 기간 동안 열심히 식단 조절을 하고, 열정적으로 근력 운동을 했던 것을 생각해 보면 노력 대비 변화가 극적이지 않다는 생각이 들 수도 있다. 그렇게 열심히 살았는데 결국 한 달에 1kg 정도의 체중이 감량된 게 전부인 것처럼 보일 수도 있다. 그러나 다시 그래프를 살펴보면, 체중 감량은 초반 5개월 정도에 급격하게 나타났고, 그 이후는 줄어든 체중과 체지방은 유지되고 있는 것을 확인할 수 있다. 조금 더 주의 깊게 본다면 근육량은 5개월 뒤로도 계속 꾸준히 증가하는 추세라는 것을 알 수 있다. 그러므로 숫자의 변화만 가지고 그래프를 보고 쉽게 실망하고 조바심을 내기보다, 그동안 내가 해 온 방식이 틀리지 않았다는 확신을 계속 유지할 수 있도록 한다.

기록한 데이터들을 되돌아보고 내 운동, 다이어트 방식이 어떤 결과로 몸에 나타나는지 피드백 하는 시간은 반드시 필요하다. 맹목적으로 하던 대로 반복하는 것보다 지금까지의 방식이 내 몸에 어떤 식으로 반응하는 지를 볼 수 있어야 한다. 생각보다 그 반응이 기대에 못 미친다면 실망하거나 포기하지 않고 다른 방법을 생각해 볼 수 있다. 지금까지의 방식이 잘 맞다면 꾸준히 해 나갈 수 있는 힘을 얻는 것이다.

운동과 다이어트는 자신에게 맞는 방법을 찾아서 꾸준히 유지하는 것이 중요하다. 그 과정을 기록하고 분석하는 것은 성공으로 가는 다이어트에 핵심 열쇠이다. 아마 지금 살을 빼고 유지하고 있는 아내에게 '자기가 다이어트 성공하고 있는 비결을 딱 하나만 고른다면 뭐야?'라고 물으면 아마 '무조건 적어라!'라고 답할 것이다.

03

어렵고 복잡한 것은 실패한다.
성공하는 것은 늘 간단하고 쉽다.
우리는 다이어트의 승패를 쥐고 있는 기록을
쉽고 간단하게 할 수 있다. 바로 사무실에 흔한
A4 종이 한 장, 혹은 누구나 늘 몸에 지니고 다니는
휴대전화를 활용하는 것이다.

1. 목표 및 todo를 설정하라.
2. 음식을 기록하라.
3. 운동을 기록하라.
4. 스마트 기기를 활용해서 재미있게 1만 보를 걸어라.

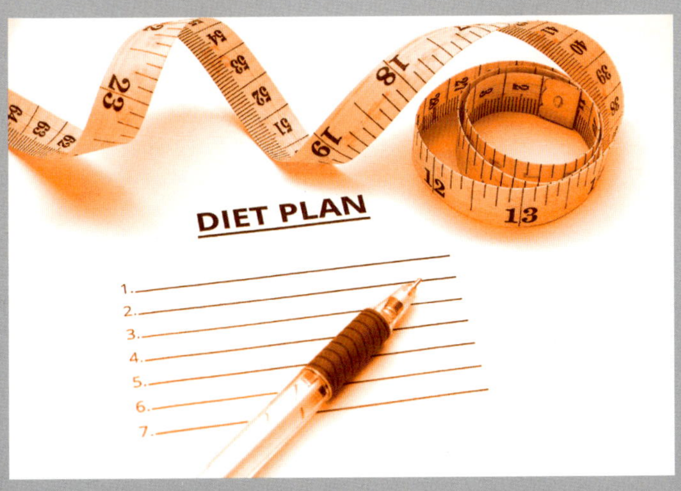

Survival Diet

part :

04

05.

의지를 굳건하게 유지하는 방법
– 주변에 널리 알려라.

다이어트에 성공하고 그 성공을 이어나가기 위해서는 의지(intention), 동기 부여(motivation), 이미지화(visualization)가 도움이 된다는 것을 이야기했다. 이 방법들은 당신의 새로운 모습을 달성하는 데 큰 도움이 될 것이다.

SNS에 널리 알려라

나의 결심, 나의 목표, 내가 목표로 하는 모습을 주변에 널리 알려라. '주변 사람'이란 가까운 친구, 가족만을 의미하지는 않는다. 훨씬 그 범위가 넓다. 요즘은 페이스북이나 인스타그램 등을 이용하면 쉽게 친구를 만들고, 팔로워를 수천 명 까지 늘릴 수 있다. 내가 올리는 글이 수 천, 수만 명의 사람들에게 읽힐 수 있다는 의미이고 공유 기능을 활용하면 수십, 수백만 명에게 노출될 수 있다. 이 사람들의 지지를 받는다면 목표 달성으로 가는 길에 도움이 되고, 격려와 응원도 받을 수 있다.

주변 사람들에게 알려라

연구들을 살펴보면, 주변 사람들에게 공유된 나의 목표와 혼자만 설정한 목표는 그 달성률에서 굉장히 큰 차이를 보인다. 돈 한 푼 들이지 않고 성공 확률을 끌어올릴 수 있다면, 시도해 볼 만하지 않은가? 다른 사람들을 위해서 운동하는 것은 아니다. 하지만 다른 사람들을 의식하게 되면 그들의 WOW(감탄) 자체가 무한한 연료 같은 동기를 부여하고 스스로에게 뿌듯함을 주는 순간이 온다. 이런 WOW는 당신이 지속적으로 몸과 건강을 관리하면서 생활할 수 있는 에너지를 줄 것이다.

작게 시작하자

지금의 모습을 주변에 널리 알리면 지지와 응원 대신 비웃음을 사서 스트레스만 받을 것 같은가? 그렇다면 작게 시작하자. 개인용 다이어리나 수첩, 혹은 블로그의 비공개 글쓰기 등을 이용해서 지금 자신의 모습과 목표로 하는 모습에 대해서 선언하자. 그리고 언젠가 다이어트에 성공하면 비공개로 쓴 글을 멋진 모습과 함께 before & after 사진으로 올려, 다른 사람들에게 자랑할 것을 목표로 삼고 노력해 보자. ‘언젠가’는 말 그대로 ‘언젠가’가 아니고 가까운 시간을 deadline으로 잡는 것이 좋다.(3개월 혹은 6개월을 추천한다.)

SNS의 함정에 빠지지는 마라

‘SNS에서 남들에게 보여 주고 싶어서 하는 말보다는 실제로 하는 행동 자체가 더 중요하다.’

넷플릭스 제품 혁신 담당 부사장 토드 옐린의 말이다. SNS에 공유해서 얻은 수많은 사람들의 지지는 굳은 의지를 이어 나가는 데 확실히 도움이 된다. 하지만 보여 주기를 위한 보여 주기는 결국 스스로를 속이는 행동일뿐 운동과 다이어트라는 목표 달성에는 아무런 도움이 되지 않는다. 'SNS에 공유하라'는 결국 실제로 내가 그렇게 행동하기 위한 것임을 잊지 말아야 한다.

SNS별 특징

• **페이스북** : 명실공히 전 세계인과 연결되는 SNS이다. 그러므로 당신의 '친구'가 몇 명이건 당신이 올린 게시물이 누구에게 전달될 것인지 예측하기 어렵다. 긍정적인 효과는 스스로와의 약속, 페북 친구와의 약속을 지키지 않으면 창피를 당할 수도 있다는 압박이 높아서 구속력이 강한 편이다.

• **인스타그램** : 시적으로 표현되는 한 장의 사진으로 소통하는 SNS이다. 수많은 사람들이 해시태그(#)를 활용해서 자신들의 운동 사진, 몸매 사진을 올리고 있다. 다른 사람들에게 나의 결심을 알리기도 좋지만, 다른 사람들에게서 자극을 받기에도 좋은 채널이다.

• **카카오스토리** : 근접한 친구들과 연결되어 있는 SNS로, 서로 잘 알고 있는 친구들에게만 한정적으로 알려질 수 있다. 공유되는 수는 적을 수 있지만, 실제적으로 개인적인 친분이 있는 사람들에게 노출되기 때문에 압박감이 더 높은 편이다.

• **네이버 밴드** : 같은 목표를 갖고 있는 그룹의 폐쇄적인 모임이기 때문에

참석자들 서로가 격려해 주는 분위기가 상당히 도움이 된다. 온라인에서 지역 기반의 오프라인으로 이어지는 모임은 같은 목적으로 똘똘 뭉치기 때문에 성공 확률을 높여 준다. 또 같은 목표를 갖고 있는 참석자들끼리 경쟁하고 자랑할 수 있다는 것은 큰 장점이다.

06. 정체기를 극복해서 요요 현상을 이겨 내자.

다이어트를 하기로 결심하고 운동과 식이 조절을 시작하였다면, 대부분 초반에 맹렬한 기세로 몰아붙인다. 물론 시작이 반이고, 쇠뿔도 단김에 빼라고 하지만, 초반 2~3주 정도가 지나면 누구나 지치기 시작한다. 나는 본격적으로 운동을 시작한 후 근육통에 시달렸다. 체력도 더 떨어지는 것 같고 업무 시간에 많이 졸립기도 했다. 자극적인 음식의 유혹은 강력해지고, 왠지 빠지면 안 될 것 같은 회식들이 잡힌다. 체중과 체지방의 변화도 초반에는 드라마틱하지만 곧 정체기가 시작된다.

체중이 줄어들다가 정체되는 시기는 누구에게나 찾아온다. 이 시기를 체중 정체기(Body Weight Plateau)라고 하는데, 운동을 시작하고 체중 변화가 잘 나타나는 시기를 지나면 곧 나타난다. 체중 정체기를 대하는 사람들의 반응은 거의 비슷하다. '왜 더 이상 반응이 없지?', '이제 지치기도 하고 재미도 없어지네.', '그만두자.'

리가 반드시 있다. 다시 한 번 식단을 꼼꼼하게 살펴봐야 한다. 예를 들면 다이어트를 위해서 저지방 우유를 선택했지만 두 컵을 마셨을 수 있다. 입이 심심해서 책상에 준비해 둔 무염 아몬드를 자주 먹었을 수도 있다. 더운 여름에 물 대신 시원하게 맥주를 마셨을 수도 있다.

처음에는 엄격하게 통제했던 사항들이지만, 시간이 조금 지나고 다이어트가 어느 정도 성과를 보이고 있다는 생각이 들면 이렇게 칼로리가 스믈스믈 스며들게 된다. 초심으로 돌아가서 섭취하고 있는 음식을 다시 살펴보자. 가장 좋은 방법은 먹는 모든 음식들을 적는 것이다. 모든 것을 적고 매일매일 스스로 피드백 하자.

가장 중요한 것은 운동을 멈추지 않는 것이다

이런 정체기는 결국 몸이 변화에 적응하는 시간이다. 몸이 적응을 마치고 새로운 변화를 받아들일 준비가 된 것이다. 중요한 것은 변화된 모습에 적응하는 시간을 갖지 않으면 그 변화를 내 것으로 받아들이지 못하고, 변화가 시작되기 전의 상태로 돌아가 버릴 확률이 아주 높아진다. 결국 이것이 요요 현상이다. 체중계에 변화가 나타나지 않는 시기라고 해도 몸 안에서는 아주 다이나믹한 변화가 일어나고 있다는 것을 아는가? 혈액 순환이 활발해지고, 근섬유는 질겨지고 굵어지고 있다. 지방 세포는 지방을 태우고, 땀으로 노폐물이 배출되어 피부는 생기가 넘치게 된다. 이런 수많은 긍정적인 변화 중에 체중계의 숫자는 단지 숫자일 뿐이다. 하던 운동을 지속해 가는 것이 정체기를 넘어서서 다음 단계로 넘어갈 수 있는 정도(正道)이고 지름길이다.

04

본인의 운동하는 사진이나 운동하는 공간의 사진,
다이어트 중의 결심과 느낌 같은 것들을
멋진 해시태그를 붙여서 포스팅하는 것도 좋다.
공개적으로 내가 다이어트를 하고 있다는 것을
선언하는 효과가 있음은 물론, 나의 노력을 지켜보는
다른 사람들의 응원을 받을 수 있다.

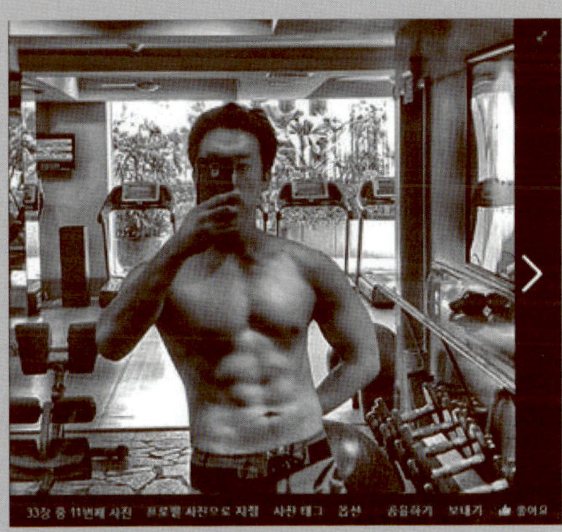
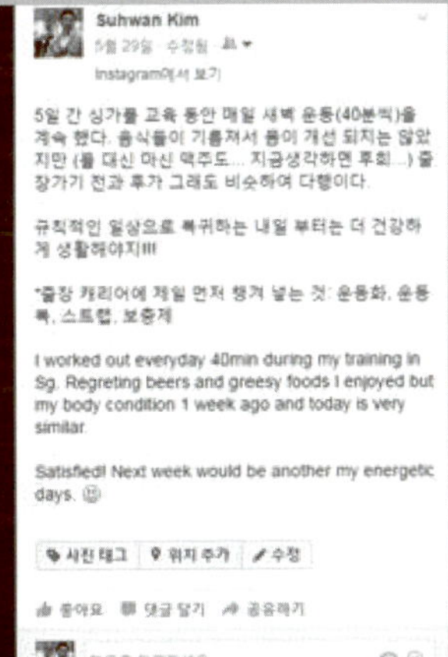

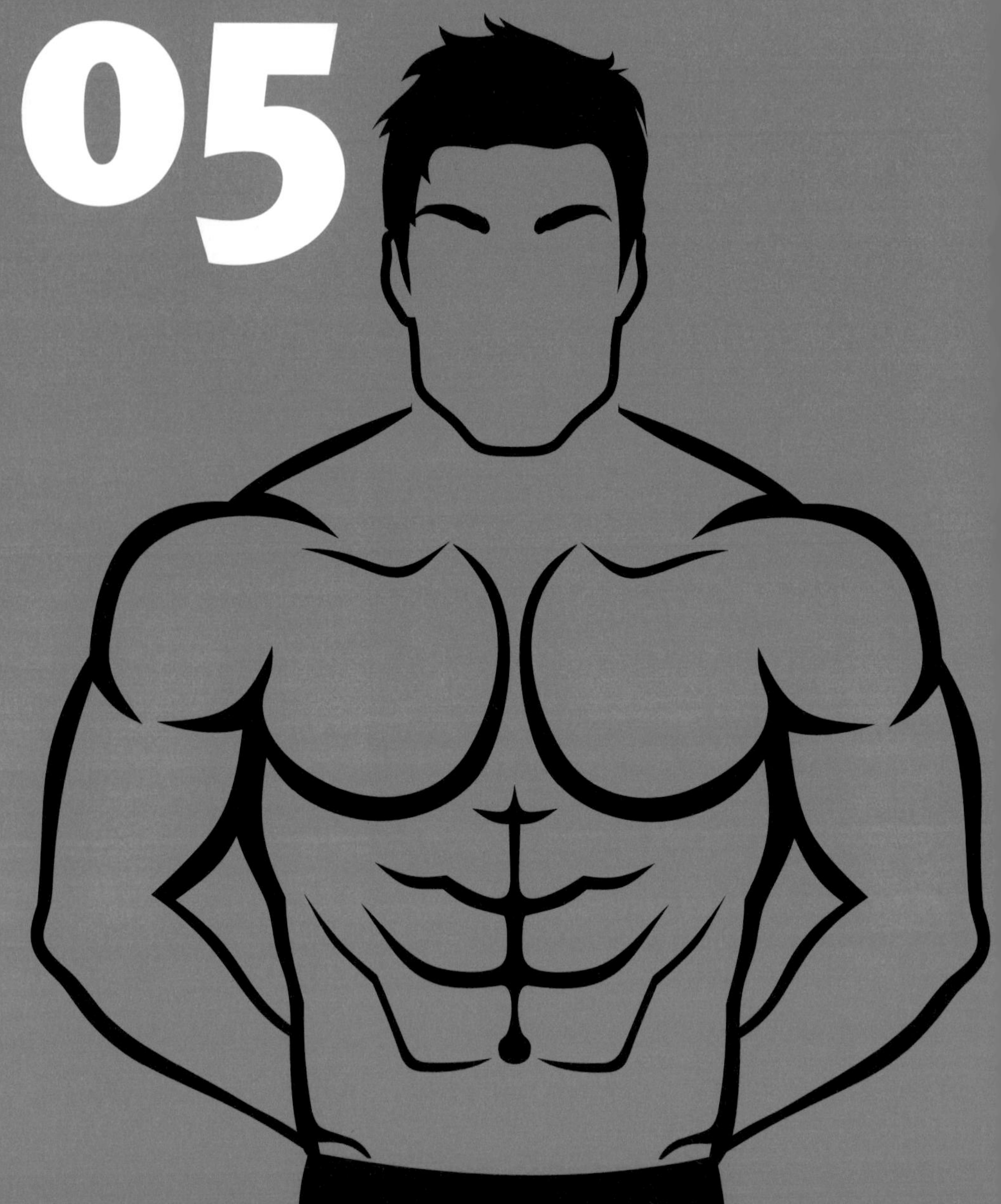

Survival Diet
part :
05

식단 정상화! 다이어트 성공으로의 질주

무심결에 먹는 간식 따위도 직장인들의 뱃살로 차곡차곡 쌓인다. 평일 오후 4시. 점심 식사가 소화가 다 되어 버리고 집중력이 최저로 떨어지는 시간. 이때 우리는 '당 떨어졌으니까'라고 생각하면서 초콜릿 같은 달콤한 음식을 먹는다. 이때 무심결에 집어 든 초콜릿 100g이 500kcal이다. 한 시간 줄넘기를 해야 하는 열량을 5분 만에 입으로 삼켜 버린 것이다. 이런 식으로 내 몸에 쌓이는 초과 열량들은 뱃살로, 허벅지 살로 차곡차곡 쌓인다. 식단이 4할의 중요성을 갖는다고 해서 식단 관리가 무조건 적게 먹는 것을 의미하는 것은 아니다. 다이어트는 말 그대로 식이 조절, 영양학적으로 균형 잡힌 식단, 생활 식습관 관리이다.

01

의지 5 : 식단 4 : 운동 1
− 4할 식단에 대해서

다이어트의 실제적인 성공을 위해서는 식단 조절이 가장 중요하다. 운동은 다이어트 성공을 유지하는 데 큰 기여를 하지만, 식단 조절은 당신의 체중을 줄여준다. 어렵게 성공한 다이어트를 계속 유지하고 요요 현상을 멀리하기 위해서는 운동이 매우 중요한 요소인데, 왜 식단의 중요도가 운동보다 훨씬 클까?

열량 균형에 영향을 주는 정도가 식단이 운동보다 훨씬 크기 때문이다. 즉, 같은 열량을 소모시켜서 체중의 변화를 만드는 데 있어서 먹는 양을 줄이는 것이 운동하는 것보다 더 쉽다고 할 수 있다. 특히 운동에 따로 시간을 투자하기에 제약이 많은 직장인들 경우에는 식단 조절이 다이어트에 더 큰 영향을 준다.

영양섭취기준을 통해 영양소 섭취 정도가 우리 몸에 영향을 주는 원리를 살펴보자. 오른쪽 그래프를 보면 영양 섭취 수준이 균형 잡힌 가운데 근처에 있다면 현재 상태에서 큰 변화가 없을 것이다. 이보다 낮은 섭취량을 유지하면 필요 영양분 부족으로 균형이 깨지고, 그보다 높은 섭취량을 유지하면 영양소 과다로 비만 상태로 변할 위험이 높아진다. 그러므로 적절한 칼로리 양과 영양소 균형을 찾는 것이 중요하다. 구청 등의 보건소나 병원에서는 전문 영양사들이 상주하여 대사 증후군 관련 상담을 해 주기 때문에 한 번 정도는 제대로 된 상담을 받는 것도 좋다.

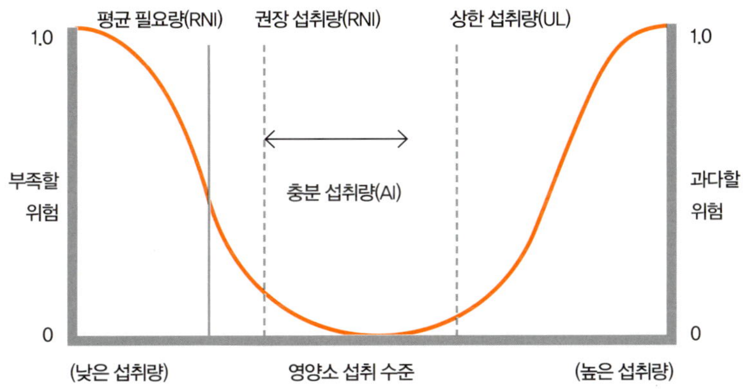

▲ 영양섭취기준(Dietary Reference Intakes : DRIs)

직장인들의 식단은 위의 그래프에서 우측에 지나치게 치우친 식습관을 유지했을 것이다. 다이어트를 결심하고 운동을 아무리 열심히 해도 체중과 몸 상태가 그대로였던 것은 식단이 영양 과다한 상태에서 높은 섭취량 때문이었다. 이런 식습관으로는 기대하는 몸의 변화가 나타날 수 없다. 새벽, 점심시간, 퇴근 후에 운동을 열심히 해도 늘 먹던 백반과 분식을 즐기는 식단을 유지하면 운동으로 인한 체력 증진 효과는 있지만, 체지방 감량 등의 효과는 보기 힘들다. 몸만 힘들 뿐이다.

**초콜릿 한 조각 =
한 시간 줄넘기**

30세 정도의 건강한 남녀 직장인을 예로 들어 보자. 한국영양학회에서 발표한 '성인의 1일 영양 필요 섭취량'을 근거로 한국인의 기초 대사량은 남성은 19~29세 2600kcal, 30~49세 2400kcal, 여성은 19~29세 2100kcal, 30~49세 1900kcal 정도이다.(2010년 발표 기준)

대략 남성 2500kcal, 여성 2000kcal 정도이다. 그리고 National Geographic의 2014년 '세계인 식단 50년' 특집 기사에서는 한국인은 하루 평균 음식으로 약 3329kcal를 섭취한다고 밝혔다.

단순 계산으로도 3329kcal – 2500kcal(남), 2000kcal(여) = 829kcal(남), 1329kcal(여) 이다. 하루에 약 1000kcal를 추가 신체 활동으로 소모하지 않으면 결국 몸에 지방으로 쌓이게 된다는 것을 알 수 있다. 1000kcal는 80kg의 남성이 약 2시간을 쉬지 않고 줄넘기를 해야 소모할 수 있는 열량이다. 현실에서 한 시간의 시간도 내기 어렵기 때문에 운동으로 초과 섭취한 열량을 소모하겠다는 계획은 절대 목표 달성으로 이어지기 어렵다.

같은 맥락에서 무심결에 먹는 간식도 직장인들의 뱃살로 차곡차곡 쌓인다. 평일 오후 4시. 점심 식사가 소화가 다 되어 버리고 집중력이 최저로 떨어지는 시간. 이때 우리는 '당 떨어졌으니까!'라고 생각하면서 초콜릿 같은 달콤한 음식을 먹는다. 이때 무심결에 집어 든 초콜릿 100g이 500kcal이다. 한 시간 줄넘기를 해야 하는 열량을 5분 만에 입으로 삼켜 버린 것이다. 이런 식으로 내 몸에 쌓이는 초과 열량들은 뱃살로, 허벅지 살로 차곡차곡 쌓인다.

아래 표는 운동계수를 이용해서 운동 종류별 칼로리 소모량과 거기 해당되는 음식물의 양을 볼 수 있게 만들어 보았다. 15분 동안의 운동량이므로 한 시간의 운동량= 본인 체중(kg) x 해당 운동계수 x 4 (한 시간 나누기 15분)로 구할 수 있다.

운동의 종류	운동계수 (15분당)	체중(kg)			
		50	60	70	80
걷기(보통 5km/h)	0.9	45	54	63	72
달리기(보통 8km/h)	2.0	100	120	140	160
계단 오르기	1.7	85	102	119	136
야외 자전거(보통 20~25km/h)	2.3	115	138	161	184
줄넘기(보통)	2.5	125	150	175	200
수영(자유형)	2.0	100	120	140	160

▲ 운동 종류별 칼로리 소모표

50kg인 사람이 계단 오르기를 15분 동안 한다면 1.7x 50= 85kcal를 소모하는 것으로 계산된다. 직장인들이 즐겨먹는 식사 메뉴나 간식의 칼로리는 아래와 같다.

메뉴	칼로리(kcal)
갈비탕(국+밥)	580
김치찌개(찌개+밥)	450
칼국수	545
냉면	550
라면	500
콜라1캔	100
초코파이	160
초코바	285

▲ 음식별 칼로리 표

운동 종류별 칼로리 소모표와 음식별 칼로리 표를 합쳐서 보면, 50kg인 사람이 점심 때 김치찌개 정식(450kcal)을 먹었다면 계단 오르기를 80분 동안 해야 동일한 칼로리를 소모할 수 있다. 나른한 오후 시간에 달달한 카페모카 커피(스타벅스 tall size)를 한 잔 마셨다면 휘핑크림을 빼도 230kcal(크림을 포함하면 290kcal)를 들이킨 셈이다. 이 경우에는 50kg인 사람은 계단을 40분 동안 오르내려야 한다. 어떠한가? 식단 관리의 중요성이 더 절실히 느껴지지 않는가?

 과체중 혹은 비만인 사람은 체중을 감량하기 위해서 영양을 잘 갖춰 적게 먹고, 마른 체형의 사람은 체중을 늘리기 위해 잘 챙겨 먹는 것이 다이어트인 것이다.

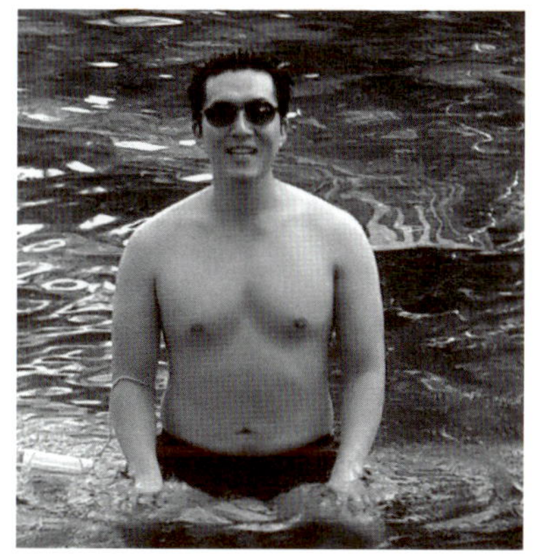

▲ 2014년 여름. 184cm, 97kg, 체지방 25%일 때의 모습

체중 감량 전 나의 몸은 비만 상태였다. 근육량을 높일 필요는 크지 않았지만(과체중, 비만인 사람들은 근육량이 보통 많다.), 체지방은 15kg 정도 감량해야 하는 상태였다. 가장 큰 문제는 이런 몸 상태를 만든 내 생활 습관, 식습관을 개선하지 않고는 문제가 근본적으로 해결되지 않는다는 점이다. 이런 근원적인 문제를 찾기 위해서 가장 먼저 한 것은 내가 먹는 모든 것을 기록하는 것이었다.

먹는 모든 것을 기록하자

사실 비만은 질병으로 여겨진다. 2013년에 미국 의사협회에서 '비만은 질병'이라고 정의했다. (때문에 순식간에 미국 인구의 1/3 이상이 환자가 되어 버렸다.) 질병 중에서 식단 조절이 굉장히 중요한 것이 바로 당뇨병이다. 당뇨병 환자들은 진단 초기에 그들이 먹는 모든 음식을 적어서 주치의에게 제출할 것을 지시받는다. 그리고 주치의는 기록된 그들의 식습관을 바탕으로 약을 처방하고 생활 습관을 개선하도록 돕는다. 나는 비만을 개선하기 위한 것도 당뇨병과 같은 접근이 필요하다 생각하고 매 끼니, 간식, 물, 커피 등 입으로 들어가는 모든 것을 기록했다.

예전에는 작은 수첩을 늘 휴대하며 먹고 마시는 것을 하나하나 기록해야 하는 불편함이 컸다. 요즘은 휴대전화에 건강 관리 앱이 기본으로 설치되어 있어서 짧은 시간에 편리하게 기록할 수 있다. 이런 식습관 기록은 하루 이틀로는 큰 의미를 갖지 못한다. 일주일의 기록이 쌓이고 한 달의 기록이 쌓여야만 평상시 식사와 간식 습관을 알 수 있다. 이런 기록을 바탕으로 한 식습관 분석이 우선이 되어야 문제의 근원을 파악해서 성공적인 계획을 짤 수 있다.

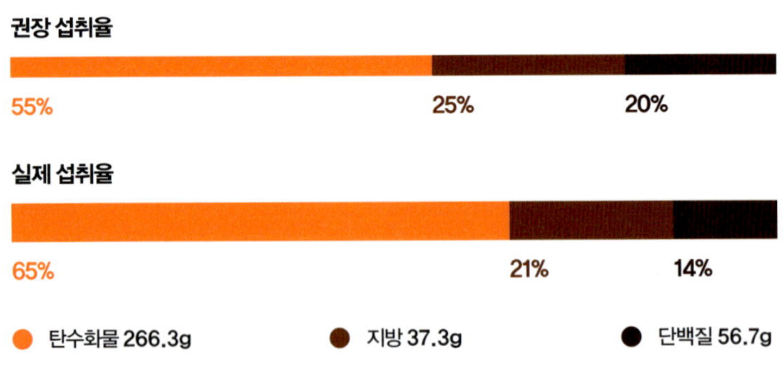

▲ 2015년 8월까지 내 식단의 영양 구성

한 달 동안 기록한 내용을 바탕으로 파악한 기존의 식습관(2015년 8월까지)은 권장량보다 탄수화물의 섭취가 많고, 단백질 섭취는 부족한 나쁜 식단이었다. 성인 남성의 경우 체중 숫자에서 kg를 g으로 변경한 양의 단백질을 섭취해야 하는데(97kg이면 97g정도), 내 식단은 단백질이 부족하고 탄수화물이 많은, 즉 시간이 갈수록 살이 찌기 쉬운 식단이었던 것이다. 거의 매일 비슷한 음식을 먹는 직장인의 경우 같은 패턴을 유지해서는 기존 식단의 문제점을 알아채기는 쉽지 않다. 그래서 현재 상황을 반성하고 개선하려면 식단의 기록이 필요하다. 체계적으로 자기 식습관을 분석하고 계획을 세우고 실천하기 위해서 반드시 필요하다.

Tip — 기초 대사량 간이 계산법

근육량, 체중, 키, 나이 등 개인 차이가 영향을 주기 때문에 보다 정확한 기초 대사량은 헬스장이나 보건소에 있는 체성분 분석기를 사용하는 것을 권한다.

> 남 = 66.47+(13.75 x 체중)+(5 x 키) − (6.76 x 나이)
> 여 = 65.51+(9.56 x 체중)+(1.85 x 키) − (4.68 x 나이)

 직장인들이 즐겨 먹는 음식별 칼로리 표

구분	메뉴	칼로리	염분	영양분			기타
				지방	탄수화물	단백질	
밥	잡곡밥	340	273	2	73	9	
	쌀밥	300	5	1	65	6	
한식	부대찌개	626	2913	38	41	27	
	된장찌개	176	2452	6	17	16	
	김치찌개	121	442	8	6	8	
	뚝배기 불고기	317	368	13	10	37	
	순두부찌개	260	516	18	6	18	
	제육볶음	572	832	33	31	40	
	비빔밥	586	433	14	90	22	
	설렁탕	424	281	13	43	33	
일식	회덮밥	465	1160	40	54	40	
	초밥(흰살 생선 1개당)	46	177	0.2	9	2	
중식	탕수육	590	447	24	65	27	
	짜장면	985	600	20	130	27	
	짬뽕	764	1600	12	134	29	
	볶음밥	300	740	11	38	11	
분식	돈가스	568	900	30	25	45	
	김밥(1줄)	485	1500	15	74	12	
	참치김밥	570	1000	18	100	16	
	우동	360	1537	2	74	12	
	신라면 (봉지)	505	1930	17	78	10	
	불닭볶음면 (봉지)	530	1280	16	85	12	
	짜장라면 (봉지)	605	1180	22	92	10	
	삼겹살 구이 (돼지고기 1인분 200g)	700	2033	60	1	37	양념 포함
	목살 (돼지고기 1인분 200g)	655	25	70	0	7	양념 찍기 전

구분	메뉴	칼로리	염분	영양분			기타
				지방	탄수화물	단백질	
회식 메뉴	곱창전골	322	470	24	21	15	
	해물파전 (개인 앞 접시 한 개)	240	637	10	25	13	
	감자탕 (개인 앞 접시 한 번 떠서)	151	610	6	10	15	
	족발 (1인분 200g)	458	335	31	0.6	43	양념 찍기 전
	양념 돼지갈비 (1인분 200g)	830	536	63	0	60	
	소 갈비살 (1인분 100g)	469	212	42	0	22	
	회 (흰살 생선, 광어회, 1조각)	31	15	0.7	0	6	양념 찍기 전
	회 (붉은살 생선, 참치회, 1조각)	31	10	0.3	0	7	양념 찍기 전
	회 (붉은살 생선, 연어회, 1조각)	41	13	1.7	0	6	양념 찍기 전
	양념 치킨 (1조각)	260	208	17	12	15	
	후라이드 치킨 (1조각)	220	330	12	10	10	
주류, 안주류	막걸리 (1잔)	69	3	0	3	0.3	
	생맥주 (500cc)	190	15	0	12	1.6	
	위스키	105	0	0	0	0	
	소주 (1잔)	64	0	0	0	0	
디저트	아메리카노, 차 (무설탕)	4	0	0	0	0	톨 사이즈 (355 ml)
	까페라떼 (저지방 우유 선택시)	180	115	9	14	10	
	까페모카 등 달콤한 커피류	290	200	15	33	10	휘핑크림 포함 (제외시 230)
	바닐라 아이스크림	145	58	8	17	2.5	1/2 컵
	티라미수	344	166	25	25	6	1 조각, 108g

02

지금 당신의 식단은 비정상!
그렇게 계속 먹으면 죽는다.

한국 직장인들의 식단은 잘못되었다. 과도한 탄수화물, 나트륨 섭취와 채소 부족이 심각하다. 실제로 2015년 6~8월까지 내가 먹은 모든 음식을 기록해서 그 영양 성분을 분석해 보면 영양의 불균형이 심하게 나타났다. 나쁜 식단을 유지하면 좋은 몸이 될 수 없다. 하지만 기록하지 않고 이 사실을 제대로 알지 못했다면 나쁜 식단이 계속 되었을 것이다. 계속해서 살이 찌고 건강은 안 좋아질 수밖에 없다. 영양 불균형이 심한 식습관 일지언정 나는 몸에 좋지 않은 정크푸드를 즐겨 먹거나 간식을 입에 달고 사는 사람은 아니었다. 회사 근처 밥집에서 점심을 먹고 가끔 저녁에 회식을 한 평범한 직장인의 식단이었다.

당신의 어제 식사를 생각해 보자. 아마 예전 나의 식단과 비슷할 것으로 생각된다.

아침 식사는 출근을 서둘러야 했기에 건너뛰거나, 간단한 빵이나 시리

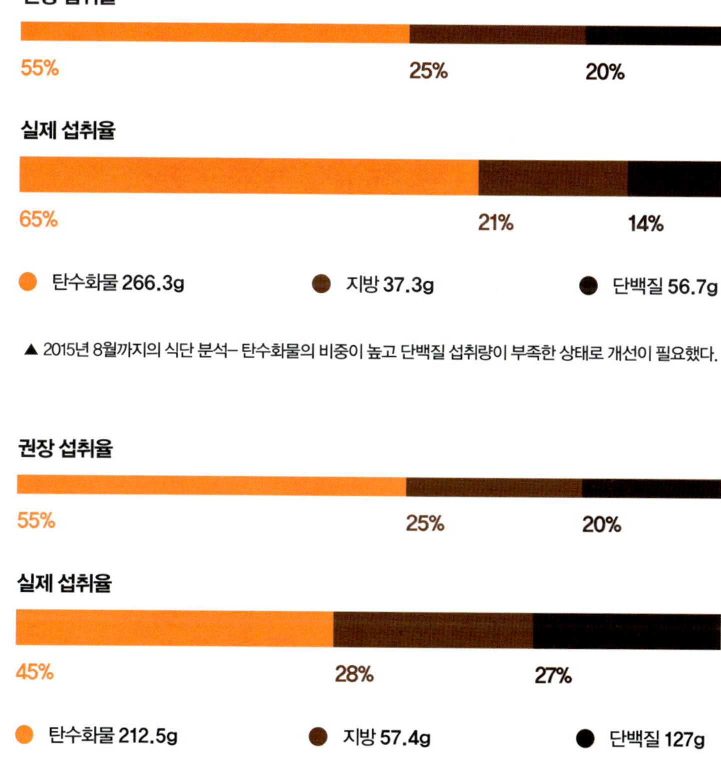

▲ 2015년 8월까지의 식단 분석- 탄수화물의 비중이 높고 단백질 섭취량이 부족한 상태로 개선이 필요했다.

▲ 2016년 1월의 식단 분석- 탄수화물을 줄이고 단백질의 섭취를 늘린 식단을 지속하고 있는 것을 볼 수 있다.

보통 직장인의 주간 식단은 이런 패턴에서 크게 벗어나지 않는다. 한 조사에서 '직장인들의 점심 메뉴 top5'를 조사했더니 김치찌개, 된장찌개, 백반, 비빔밥, 돈가스, 부대찌개, 설렁탕, 뚝배기 불고기 순으로 선호한다고 나타났다. 이런 음식들은 생각만으로도 입에 침이 고이고 시장기가 돈다. 하지만 자세히 메뉴들을 뜯어보면 짜고, 맵고, 자극적인 국물 음식들이다. 이런 음식을 반복적으로 먹게 되면 WHO(세계보건기구)에서 제시하는 나트륨 섭취 권고량(2000mg/day, 소금 5g 정도)은 늘 무시하게 되는 것이다.

나트륨과 탄수화물 중독

직장인들이 정말 주의를 기울여야 하는 것은 나트륨 섭취이다. 30~50대의 나트륨 섭취량은 권고량의 3배에 이른다. 아무래도 회사에서 먹는 점심, 저녁 식사 때문일 것이다. 식약청 자료에 따르면 한국인의 나트륨 섭취는 30% 넘는 양이 국, 찌개, 면 등에서 온다고 한다.

10대	20대	30대	40대	50대	60대	70대 이상
4399mg	5845mg	6501mg	6373mg	6108mg	5409mg	6367mg

▲ 연령대별 나트륨 섭취량 (2011년 4월 19일 조선일보)

잘 알려진 것처럼, 나트륨을 많이 섭취하게 되면 고혈압, 심장병, 신장병 등 각종 대사 질병의 위험이 급증한다.

나트륨뿐만이 아니다. 만화 '미생'에 잠깐 언급되었던 탄수화물 중독의 상황도 심각하다. 탄수화물 중독이란 정제된 설탕이나 단맛이 나는 음식을 필요량 이상으로 섭취하면서도 계속 허기를 느끼는 증상을 말한다. 문제는 이 중독의 강도가 알코올에 중독되는 것 이상이며 더 많은 탄수화물을 먹을수록 증상이 악화된다는 것이다.

탄수화물 중독 자가테스트 표

	그렇다	아니다
1. 아침 먹은 날 오히려 배고프다.	☐	☐
2. 단맛이 나는 후식을 즐긴다.	☐	☐
3. 스트레스를 받으면 먹고 싶다.	☐	☐
4. 식사 후 졸립고 나른하다.	☐	☐
5. 주 3회 이상 밀가루 음식을 먹는다.	☐	☐
6. 잡곡밥보다는 흰 쌀밥이 좋다.	☐	☐
7. 작은 일에도 짜증이 난다.	☐	☐
8. 가족 중에 비만인 사람이 있다.	☐	☐
9. 습관적으로 야식을 먹는다.	☐	☐
10. 배불리 먹어도 금방 배고프다.	☐	☐

고대안산병원에서 제공하고 있는 탄수화물 중독 자가테스트 표를 살펴보면 8개 이상인 경우 '중독', 5~7개는 '중독 위험'이라는 기준을 제시하고 있다. 기준이 꽤 엄격해 보이지만, 직장인들 대부분은 '중독 위험' 이상

일 것이다. 탄수화물 중독이 되면 내장 지방 비만, 당뇨병, 고혈압, 협심증, 뇌졸중 등 온갖 질환의 위험이 급증한다. 일상생활에서는 이유 없이 기분이 나쁘고 기력이 떨어진다. 그래서 계속 간식을 찾게 된다.

나만 특별히 잘못된 식단으로 생활하고 있는 것은 아니다. 대한민국 직장인들의 식단을 분석해 보면 대부분 잘못되어 있다. 생각 없이 먹는 음식들은 대부분 몸에 좋지 않은 나쁜 음식들이다. 직장 동료들과 어울려서 별 생각 없이 들어가는 회사 근처 밥집, 커피 전문점에서 무심결에 고른 달콤하고 가장 이름이 길고 토핑이 많이 들어간 음료, 집에서 아무 생각 없이 집어 드는 과자류 등 나쁜 음식들은 쉽게 먹을 수 있다.

소중한 우리 몸과 건강을 지키기 위해서는 쉬운 길로 가서는 안 된다. 조금 귀찮고, 번거로울 수도 있지만, 신경을 쓰고 주의를 기울이는 식단을 찾자. 어렵지만 계속 실천하게 만드는 힘은 기록이다. 기록하라. 그리고 스스로에게 계속 피드백을 줘라. 주변 사람들에게 널리 알리고 도움을 구하라. 그러면 점점 건강해질 수 있다.

올바른 식단의 예와 나의 식단 샘플을 4장에서 자세히 다뤄 보도록 하겠다.

03. 식사를 줄이고 간식을 가까이 하자.

본격적으로 다이어트를 하겠다고 선언하고 계획을 짜기 시작할 때 지인들에게 가장 많이 들었던 말은 '해 봤자 얼마나 하겠니…'였다. 하지만 6개월이 지나고 fit한 몸과 생기 넘치는 나를 보고 지금 가장 많이 듣는 말은 '어떻게 했어?'이다. 다이어트에 성공한 사람들을 보면 어떻게 살을 뺐고, 운동했고, 유지했는가는 당연히 궁금하다.

나의 대답은 늘 '올바른 음식을 적당히 먹고 운동은 열심히 했고, 다이어트 때보다 tension은 좀 늦추었지만 그런 생활을 꾸준히 하고 있다.'는 것이다. 나 역시 이런 뻔한 대답이 결국 다이어트의 진리라는 것을 직접 실행하는 과정 중에 확신하게 되었다.

많은 다이어트 전문가들이 공통적으로 하는 몇 가지의 조언이 있다. 식사 횟수를 늘려라, 영양분을 골고루 섭취하라, 채소를 많이 먹고 물을 많이 마셔라. 이런 조언 모두 식단 운영에 있어 중요한 팁이다. 하지만 가장 중요한 것은 일상에서 쉽게 찾아 먹을 수 있는 음식들로 영양 균형이 잘 잡힌 식단을 구성하는 것이다. 쉽게 할 수 있어야 꾸준히 할 수 있고, 꾸준히 할 수 있어야 성공할 수 있다. 결국 쉬운 것이 이긴다.

일상에서 접근성이 높은 음식을 찾아라

다이어트에 도움이 되는 음식, 피해야 할 음식은 검색하면 너무 쉽게 잘 정리되어 있어서 일일이 언급하지는 않겠다. 하지만 다이어트에 도움이 되는 음식들을 일상생활에서 쉽게 챙겨 먹을 수 있는가를 간과해서는 안 된다. 회사 근처 편의점에서 쉽게 살 수 있고, 사무실에서 보관이 용이하면서 자신이 좋아하는 스타일의 음식을 찾아야 한다. 아무리 좋은 음식이라도 마트에 직접 가야 한다거나 사무실에 보관하기 어려우면 꾸준히 유지하기 어렵다.

간식을 입에 달고 살아라

간식을 입에 달고 산다는 소리를 들을 정도로 하루 종일 먹어야 한다. 하지만 이때 먹는 간식들은 과자, 캔디, 초콜릿 같은 것이 아니다. 아몬드 같은 견과류, 파프리카, 방울토마토 같은 채소, 그리고 물, 녹차 같은 음료들이다. 만약 당신이 하루 종일 간식 먹기를 실행해 본다면, 건강한 간식들이 주는 포만감에 놀랄 것이다. 또한 물을 많이 마시는 것은 최고의 다이어트 팁이다. 보통 체중 25kg 당 물 섭취량을 1L 정도로 계산한다. 물 1L를 소변 등으로 배출하는데 체내에서 소모하는 열량은 50kcal 정도이므로 물을 2L 정도 마시는 것만으로도 100kcal를 추가 소모하는 셈이다.

**식사 횟수를 최대
여섯 번으로 늘려라**   자신에게 적절한 칼로리(예: 2,000kcal)를
650kcal씩 하루 세 번 식사를 하는 것이 아니
라, 350kcal씩 여섯 번 나눠 먹으라는 것이다. 아!! 입에 달고 사는 간식들
의 열량도 고려해야 한다. 아몬드 같은 견과류는 몸에 좋은 지방이긴 하지
만 상당한 열량을 자랑한다(20알에 150kcal 정도). 바쁜 일상에서 칼로리를
하나하나 계산하고 있을 필요는 전혀 없다. 여러 번 언급한 대로 스마트폰
의 관련 앱으로 일주일 정도만 먹는 음식을 기록해 보면 자연스럽게 감이
생긴다.

'한국인 영양섭취기준 가이드북 2010'(보건복지부, 2013)에는 탄수화
물 : 단백질 : 지방의 섭취 비율을 60 : 20 : 20 정도로(55~70% : 7~25% :
10~30%) 음식물을 통한 영양분을 섭취할 것을 권장하고 있다. 전문 영양
사들은 식단을 식품 교환표를 활용하여 프로그램하기도 한다. 하지만 우
리는 이 정도의 전문 지식은 필요 없다. 앱에 먹는 음식을 꾸준히 기록하면
서 그 비율을 스스로 조정해 나가면 된다. 너무 완벽하게 하려고 하면 늘
초반에 지쳐 포기하게 되니 쉽게 할 수 있는 방법이 있다면 '쉽게-쉽게' 할
것을 권장한다.

식단을 운영하는 방법도 마찬가지로 '쉽게-쉽게'를 추천한다. 인터넷에

서 쉽게 볼 수 있는 아이돌 스타들이나 보디빌딩 선수 등의 다이어트 성공
기는 무척 극단적이고 자극적이다. 생식, 무염, 저염 식단에 고구마와 닭가
슴살 혹은 사과, 포도 다이어트 같은 원푸드 다이어트 등이다. 이런 극단적
인 방법은 해당 연예인들에 대한 관심을 불러일으키기 위한 기사이니 걸
러서 들을 필요가 있다. 일반인이 이런 방법을 따라하다가는 결국 욕구 불
만으로 인한 스트레스성 폭식, 요요 현상으로 다시 좌절하는 슬픈 엔딩이
되고 만다. 잠깐 성공한다고 해도 오래 유지할 수 없다. 그러므로 바람직한
식단 조절의 첫걸음은 평소의 식단에서 건강하지 않은 요소들을 자신이
좋아하는 건강한 음식들로 대체하는 것이다. 서서히 하루에 섭취하는 전
체 열량을 줄여 나가면서 영양분의 균형을 맞추어야 한다.

곡류군 100kcal	밥 1/3공기 (70g)	옥수수 2/3개 (90g)	감자 큰것 1개 (130g)	밤 6개 (60g)	도토리묵 1/2모 (200g)
	식빵 1쪽 (35g)	비스킷 5쪽	국수 삶은 것 1/2공기 (90g)	인절미 3개 (50g)	미숫가루 5큰술 (30g)
어류군 75kcal	쇠고기 탁구공 크기1토막 (40g)	생선 작은 것 1토막 (50g)	닭고기 1토막 (40g)	오징어 1토막 (50g)	새우 3마리 (50g)
	조개살 1/3 컵 (50g)	멸치 1/4컵 (150g)	달걀 1개 (55g)	검정콩 2큰술 60알 (20g)	두부 1/6모 (80g)
채소군 20kcal	쑥갓 익혀서 1/3컵 (70g)	양배추 익혀서 2/5컵 (70g)	무말랭이 불려서 1/3컵 (10g)	배추 익혀서 1/3컵 (70g)	피망 중간 2개 (70g)
	오이 썰어서 1/3컵 (70g)	연근 6쪽 (50g)	무 익혀서 1/3컵 (70g)	시금치 익혀서 1/3컵 (70g)	풋고추 중간 7~8개 (70g)
지방군 45kcal	기름 1작은술 (5g)	마가린 1.5 작은 술 (6g)	들기름 1작은 술 (5g)	참기름 1작은 술 (5g)	땅콩 10개 (10g)
	마요네스 1.5 작은 술 (10g)	호두 큰 것 1개 (8g)	포도씨유 1작은 술 (5g)	올리브유 1작은술 (5g)	잣 (7g)
우유군 125kcal	우유 1컵 (200g)	전지분유 5큰술 (25g)	두유 1컵 (200g)	슬라이스 치즈 1장 (30g)	기타 유제품
	요구르트 1개 (65ml) 70kcal	요플레 1개 (100g) 100kcal	불가리스 1개 (150ml) 135kcal	아이스크림 1개 (150ml) 300kcal	아이스바 1개 (85ml) 140kcal
과일군 50kcal	사과 작은 것 1/2개 (100g)	배 중간 1/2개 (100g)	수박 작은 것 1쪽 (250g)	귤 중간 1개 (100g)	토마토 1개 (250g)
	딸기 중간 10개 (150g)	포도 19개 (150g)	참외 작은 것 1/2개 (120g)	바나나 중간 1/2개 (60g)	오렌지주스 1/2컵 (100g)

▲ 식품 교환표: 영양소와 열량이 비슷한 식품끼리 같은 식품군 안에서는 서로 교환하여 먹을 수 있도록 만든 표

04. 식사를 제대로 공부하자.
무엇을 어떻게 먹을 것인가.

공부가 필요하다. 어떤 목표를 제대로 달성하려면 정확히 공부해야 한다. 특히 운동과 다이어트는 잘못된 방법으로 하면 건강에 안 좋은 영향을 미치기 때문에 정확한 내용을 아는 것이 중요하다. '어떤 방법으로 식사를 하는 것이 살 빼는 데 도움이 되느냐?'는 질문에 '하루에 5번 식사를 하는 것이 도움이 된다.'고 해서 끼니를 5번 먹어 버리면 당연히 살이 찔 수밖에 없다. 잘못된 노력은 엉뚱한 결과를 만들 뿐이다.

다이어트에 가장 큰 영향을 미치는 '식사'를 제대로 공부하기 위해서는 다음의 세 가지를 알아야 한다.

- 나의 하루 에너지 필요량
- 내가 하루에 섭취하는 열량과 영양분
- 내가 좋아해야 하는 건강한 간식들 -끼니 사이에 공복감을 달래서 폭식을 피하게 해 준다.

사람마다 신체 구성이 다르기 때문에 아래의 단순한 계산 방법과 체성분 측정기에서 확인할 수 있는 기초 대사량 등을 비교해서 보는 것이 필요하다. 대한당뇨병학회가 제시하는 성인 남/녀의 에너지 필요량 단순 계산법은 아래와 같다.

에너지 필요량(kcal) = 표준체중(kg) x 35(kcal) 남성 표준 체중(kg) = 키(m) x 키(m) x 22 여성 표준 체중(kg) = 키(m) x 키(m) x 21	예시: 180cm 남성, 160cm 여성 남성 표준 체중: 71.3kg = 1.8 x 1.8 x 22 에너지 필요량: 2500 kcal = 71.3 x 35 여성 표준 체중: 53.7kg = 1.6 x 1.6 x 21 에너지 필요량: 1880 kcal = 53.7 x 35

▲ 에너지 필요량 계산법

이 단순 계산식으로 보면 180cm인 남성이 하루 일과를 보내기 위해서는 약 2,500kcal의 에너지가 필요하다는 것을 알 수 있다.(여성은 약 1900kcal)

가장 정확한 방법은 먹는 음식을 모조리 기록하는 것이다.(이 책의 전반에 걸쳐 계속 강조하는 것이 바로 '기록'이다.) 예전에는 먹는 것을 하나하나 수첩에 적고, 그 음식의 영양 구성 상태와 칼로리를 식품표에서 찾아서 분석하곤 했다. 하지만 이제는 스마트폰에 다이어트 식단 관련 앱을 설치하면 손쉽게 음식을 기록할 수 있다. 그리고 기록이 누적되면 내가 먹고 있는 음식의 영양 상태도 쉽게 볼 수 있다. 피터 드러커의 '측정하지 않으면 관리할 수 없고, 관리하지 않으면 개선될 수 없다.'는 그 유명한 말은 다이어트에도 진리처럼 그대로 적용된다. 측정하고 기록해서 데이터를 누적하지 않으면 무엇이 잘 진행되고 있고, 뭐가 잘못되고 있는지 알 수 없다.

다음의 샘플 사진을 살펴보자. 내가 지금도 계속 기록하고 있는 앱의 캡처 화면이다.

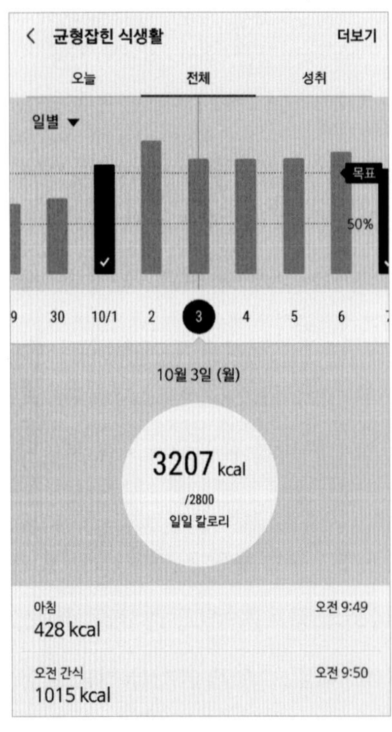

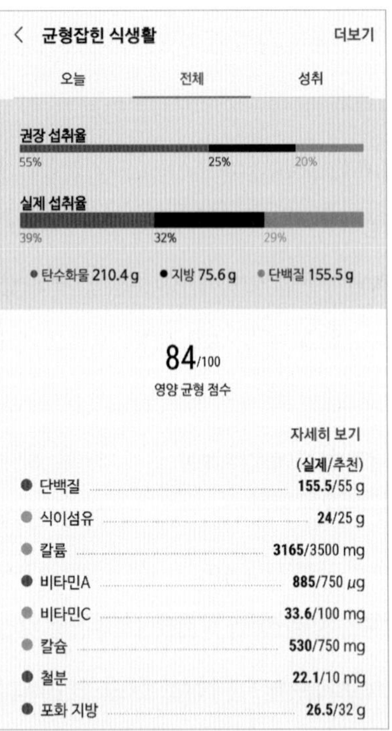

하루에 내가 얼마 정도의 칼로리를 섭취했는지, 그리고 식단의 영양 상태는 어땠는지를 한눈에 쉽게 확인할 수 있다. 위 화면에 기록된 2,924kcal가 100% 그날 내가 먹은 칼로리일 수는 없다. 하지만 이렇게 기록을 꾸준히 하다 보면, 나의 식단의 트렌드를 알 수 있게 된다. 기록하면서 음식에 대한 자제력이 생기고, 어떤 음식을 봤을 때 대략의 열량과 영양분 비율을 짐작할 수 있는 능력은 덤이다.

내가 살이 빠지고 몸매가 변하는 것을 가장 가까이에서 지켜본 아내는 다들 어려워하고 결국 실패하고 마는 다이어트를 남편이 그것도 직장 생활을 하면서 성공했다는 것이 신기했던 모양이다. 내가 어떻게 하고 있는지 뻔히 알면서도 '비결'이 있다고 생각했는지 '어떻게 하면 살 빠져? 방법 하나만 알려줘.'라고 계속 물었다. 그때 내가 아내에게 알려준 단 하나의 팁이 바로 '식단을 모두 앱에 기록하라.'는 것이었다. 반신반의하던 아내는 2주일 뒤에 나에게 톡을 하나 보내 왔다. '자기 말대로 먹는 거 적기만 했는데, 살이 빠지고 있어 ㅋㅋㅋㅋ.' 지금은 어머니도 이 방법을 그대로 활용해서 체중이 줄어들고 있다고 한다!!!

내가 좋아해야 하는 건강한 간식들 마지막으로 끼니와 끼니 사이에 공복감을 달래서 폭식을 피하게 해 주는 건강한 간식들을 살펴보자. 간식은 다이어트를 '인고(忍苦)의 경험'으로 만들지, '즐거운 경험'으로 만들지를 결정하는 중요한 요소이다. 다이어트를 시작하면 아무래도 계속 군것질 거리가 땡기고, 영양소의 불균형이 발생하기 쉽다. 그리고 공복감 때문에 쉽게 폭식을 하게 되고 좌절하고 실패한다. 어떻게 보면 식사보다 더 중요한 역할을 하는 것이 간식이라고 볼 수도 있다.

종류	이유
닭가슴살	소화시키는 데 오래 걸려서 포만감을 유지시켜 준다. '닭가슴살=단백질'로 생각할 정도기 때문에 운동 후 근육 발달에도 도움을 준다. 요즘은 편의점에도 닭가슴살 팩을 판매해서 구하기도 쉽다. 단, 편의점 제품은 염분(나트륨)에 신경 써야 한다. 전자렌지로 데운 다음 뜨거운 물에 10분 정도 담궈 두면 염분이 좀 빠지고 퍽퍽함을 줄일 수 있다.
파프리카	아삭거리는 식감 때문에 입이 심심할 때 먹으면 좋다. 100g당 20kcal로 저칼로리, 고용량의 비타민C(레몬의 2배, 100g당 375mg)가 포함되어 다이어트시 피부 트러블 예방이나 영양 불균형을 막는 데 도움이 된다.
견과류 (아몬드, 호두)	책상 위에 한 통 비치해 두면 오랫동안 편하게 먹을 수 있고, 입이 심심할 때 도움이 된다. 포만감을 주기는 어렵지만, 공복감을 방지하여 식사 때 폭식을 막아 줄 수 있다. 호두에는 항산화 물질이 많이 포함되어 있다. 단, 한 줌(20알 정도) 칼로리가 150kcal 정도로 많이 먹으면 부담이 될 수 있다.
고구마, 단호박	손꼽히는 다이어트 음식인 고구마, 단호박은 의외로 포만감을 오랫동안 유지해 준다. 조리법도 간단해서 신문지로 감아서 전자렌지에 10분만 돌리면 된다. 풍부한 섬유질은 다이어트 기간 중 변비의 위험도 줄여 준다.
방울토마토 (토마토)	비타민B, C가 풍부해서 피부 건강에 도움이 된다. 라이코펜(항산화 물질)도 풍부하여 운동 후 회복에도 큰 도움이 된다. 수분도 풍부하다. 무엇보다 씻기만 하면 바로 먹을 수 있어 편하다.

왼쪽의 간식들이 내가 식이요법과 운동할 때 즐겼던 음식들이다. 이 간식들을 올바르게 먹는 방법은 다른 사람들이 봤을 때, 뭔가 늘 먹고 있다는 생각이 들 정도로 꾸준히 계속 먹는 것이다. 닭가슴살과 고구마(단호박)를 빼고는 지금도 계속 먹고 있다. 이 간식들은 결국 공복감으로 인한 폭식을 예방할 수 있게 해서 하루 동안 섭취하는 칼로리량을 줄일 수 있게 해 준다.

섭취 목표 칼로리		1,800		
식사	**메뉴**	**칼로리**	**누적 칼로리**	**누적 칼로리(%)**
식사 1 (아침)	저지방 우유	90	90	5%
	계란 후라이	89	179	10%
	운동 직후 단백질 보충제	120	299	17%
간식 1	파프리카 1개	15	314	18%
	아몬드 20알 정도	160	474	28%
식사 2 (점심)	훈제 닭가슴살 150g	212	686	40%
	큰 토마토 1개	22	708	41%
간식 2	파프리카 1개	160	868	51%
	고구마 100g	128	996	58%
	아몬드 20알 정도	160	1,156	67%
식사 3 (저녁)	퀘이커 오트밀 (Original) 43g	100	1,256	73%
	고구마 100g	128	1,384	81%
간식 3	훈제 닭가슴살 150g	212	1,595	93%
	자기 직전 단백질 보충제	120	1,715	100%
TOTAL		**1,715**		

하루 권장 염분양				
영양분			염분	Remark
지방	탄수화물	단백질		
4	9	6	100	
7	0	6	240	
2	3	24	110	
0	4	1	2	
15	5	6	–	
2	3	47	1,265	
0	5	1	6	
15	5	6	–	
0.2	30	1.7	222	
15	5	6	–	
2	19	4	75	
0.2	30	1.7	222	
2	3	47	1,265	
2	3	24	110	
66	124	**180**	3,616	

섭취 목표 칼로리		2,100		
식사	메뉴	칼로리	누적 칼로리	누적 칼로리 (%)
식사 1(아침)	우유	130	130	6%
	계란 후라이	89	219	11%
	운동 직후 단백질 보충제	120	339	16%
간식1	파프리카 1개	15	354	17%
	아몬드 20알 정도	160	514	25%
	편의점 두부	60	574	28%
식사 2 (점심)	일반식(회사 근처 식당) 0.5인분 정도	500	1,074	52%
간식2	파프리카 1개	160	1,234	60%
	고구마 100g	128	1,362	66%
	아몬드 20알 정도	160	1,522	73%
식사 3 (저녁)	퀘이커 오트밀 (애플시나몬) 43g	160	1,682	81%
	고구마 100g	128	1,810	87%
간식3	훈제 닭가슴살 100g	141	1,951	94%
	자기 직전 단백질 보충제	120	2,071	100%
TOTAL		2,071		

하루 권장 염분양				
영양분			염분	Remark
지방	탄수화물	단백질		
8	9	6	100	
7	0	6	240	
2	3	24	110	
0	4	1	2	
15	5	6	–	
3	4	6	110	
30	30	20	1,500	찌개 등 0.5인분 정도
15	5	6	–	
0.2	30	1.7	222	
15	5	6	–	
2	33	4	250	비슷한 열량의 맛있는 간식을 먹어도 된다.
0.2	30	1.7	222	
1	2	31	843	
2	3	24	110	
100	163	**143**	3,709	

섭취 목표 칼로리		2,300		
식사	메뉴	칼로리	누적 칼로리	누적 칼로리(%)
식사 1 (아침)	저지방우유	90	90	4%
	운동 직후 단백질 보충제	120	210	9%
간식 1	아몬드 20알 정도	160	370	16%
	훈제 닭가슴살 150g	130	500	21%
	사과 1개	72	572	25%
식사 2 (점심)	일반식(회사 근처 식당) 0.6인분 정도	600	1,172	50%
	큰 토마토 1개	22	1,194	51%
간식 2	고구마 100g	22	1,216	52%
	퀘이커 오트밀 (애플시나몬) 43g	160	1,376	59%
식사 3 (저녁)	일반식(가정식) 0.5인분 정도	600	1,976	85%
간식 3	훈제 닭가슴살 소시지	161	2,137	92%
	생맥주 500cc	190	2,327	100%
TOTAL		2,327		

하루 권장 염분양				
영양분			염분	Remark
지방	탄수화물	단백질		
4	9	6	100	
2	3	24	110	
15	5	6	–	
8	9	6	100	
20	–	–	1	
35	35	25	1,700	찌개 등 0.6인분 정도
0	5	1	6	
0.25	5	1	6	
2	33	4	250	
35	35	25	1,700	집에서 먹는 일반 식단으로 0.5인분 정도
7	7	18	205	
12	0	1.6	15	
140	146	**118**	4,193	

식사	메뉴	가격	칼로리
	저지방 우유 (500ml)	1,600	160
	사과 한 알 (약 220g)	1,200	160
	아몬드 20알 정도 (약 25g)		150
	감동란(반숙 계란) 2개	1,600	125
	닭가슴살 (130g))		143
	샐러드 콘샐러드	2,200	170
	샐러드 감자	2,200	150
	샐러드 참치	2,200	170
	편의점 고구마 (160g)	1,800	190
	모닝두부 (140g)	1,400	60
	단백질 보충제(30g)+물 200ml		120
	두부– 단호박	2,000	175
	두부– 감자	2,000	185
	컵누들 (매콤한 맛)	1,100	120
	말린 고구마 팩(60g)	3,500	165
	퀘이커 오트밀 오리지널 (43g)	500	100
	퀘이커 오트밀 애플시나몬 (43g)	500	160
	큰 토마토 1개		
	파프리카 1개		
	컵과일		80

영양분			염분	Remark
탄수화물	지방	단백질		
18	4	12	200	
30	0.5	0.8	1	
5	18	6	1	
2.8	7.8	12.4	500	
0	1.3	28	520	
20	4.3	2	320	
18	8	2	220	
15	10	6	430	
46	0.2	2.4	68	
4	3.2	6	110	
3	1.5	24	110	
16	11	4	180	
13	12	4	150	
29	0	1	890	
41	0	2	25	
19	2	4	75	
33	2	4	250	

하루 2리터,
다양한 물의 활용법

물을 많이 마셔야 한다. 물이 다이어트에 기여하는 것은 0kcal로 열량을 추가하지 않으면서, 포만감을 줘서 식사량을 줄일 수 있게 하는 것과, 신진대사와 노폐물 배출을 촉진하는 점을 꼽을 수 있다. 몸의 70%가 물이지만 우리는 대부분 탈수 상태로 생활한다. 여름에는 땀을 많이 흘리기 때문에, 겨울은 건조하기 때문에 물을 많이 마시라고 권하지만, 우리는 물 대신 커피, 주스, 탄산음료 등에 손이 더 자주 간다. 이미 우리는 물을 많이 마시는 것이 좋다는 것을 잘 알고 있지만 말이다. 나는 다이어트 할 때 하루에 거의 4L리터 정도의 물을 종일 나누어 마셨다.

**다이어트에 필수,
물**

다이어트를 할 때는 특히 물을 더 많이 마셔야 한다. 마신 물 1L를 소변으로 배출하려면 50kcal 정도가 소모된다. 성인의 경우 보통 2L 정도의 물을 마셔야 한다 (체중 25kg당 1L 이상). 하지만 언제 어떻게 마시는 것이 최대의 효과를 볼 수 있는지 제대로 아는 사람은 드물다. 일과 중에 자연스럽게 배출되는 양은 약 2.5L 정도(호흡, 소변, 땀 등)이다. 음식으로 1L 정도를 섭취한다고 해도 따로 물을 챙겨 마시지 않으면 약 1.5L 정도의 수분이 모자란 상태가 된다. 게다가 커피 같은 순수한 물이 아닌 음료는 경우에 따라 이뇨를 촉진시키기 때문에 의사들은 보통 2L 정도 물을 챙겨서 마시길 권한다.

물은 성인의 몸에서 70%를 구성하지만, 신생아는 90%, 80대 이상의 노인들은 50~60%까지 신체 구성 비율에 큰 차이를 보인다. 이 비율 변화에서 몸에 수분이 부족해지는 것이 노화가 진행되는 표지자임을 알 수 있다. 곧 물을 많이 마셔서 수분 비율을 높이면 노화를 최대한 막을 수 있다. 물은 혈액의 순환을 도와주고, 호흡을 부드럽게 할 수 있도록 하고, 땀과 소변을 통해 노폐물을 배출하도록 도와주기 때문이다.

물, 언제 어떻게 마실 것인가

물을 많이 마셔야 하는 것은 우리 모두가 잘 아는 사실이다. 이제 언제 어떻게 마시는 것이 다이어트에 도움이 되는지 알아보자.

물을 잘 마시는 데도 타이밍이 필요하다. 그 타이밍은 '생각날 때마다 아무 때나'이다. '식사 직전, 직후는 위액을 희석시키기 때문에 소화에 영향을 준다.', '자기 직전에 마시는 물은 얼굴을 퉁퉁 붓게 만든다.' 등 따지고 들면 신경 쓸 것이 너무 많아진다. 어쨌건 물 마시기 가장 좋은 때는 아침에 눈 뜨자마자 냉수 한 컵을 마시는 것이다. 잠자는 동안 쉬고 있던 장을 깨우고 밤사이 호흡과 땀 등으로 탈수된 몸의 밸런스를 잡는 데 도움이 되기 때문이다.

물을 많이 자주 마시는 습관을 기르기 위해서 가장 중요한 것은 눈에 늘 보이고, 손이 쉽게 가는 곳에 물병을 두는 것이다. 사무실 자리에 용량(300cc 혹은 500cc 이런 식으로)을 알 수 있는 텀블러나 물병에 물을 여러 병 담아 둔다. 물을 마시러 정수기까지 가야 한다면 귀찮아지기 때문에 습관으로 만들기 어렵다. 벌컥벌컥 마시기 부담스럽다면 빨대로 마시는 것도 방법이다. 개인 컵을 사용한다면 눈에 확 들어오는 개성 넘치는 색상의 컵이 더 손이 가게 된다.

흔히 식사 전에는 물을 많이 마시지 말라고 한다. 위액이 희석되어 음식물을 소화시킬 때 장에 부담을 줄 수 있기 때문이다. <u>반면 식사 전에 마시는 물은 포만감을 빨리 줘서 식사량을 줄여 준다.</u> 다량의 물과 함께 원래 먹던 식사량을 다 먹으면 소화에 부담이 될 수 있다. 하지만 나는 식사 전에 마시는 물이 식사량을 줄여 줘 소화가 크게 부담스럽게 느껴지지 않았다.

**물배를 채우면
살이 빠진다**

사람은 포만감을 느끼면 식사를 중단한다. 뇌가 포만감을 느끼기 위해서는 혈당이 올라가야 한다. 식사 후 혈당이 올라가기 위해서는 약 30분 정도의 시간이 걸리는데, 공복감이 심한 상태라면 30분은 이미 폭식을 충분히 저지르고 후회하고 있을 시간이다. 아침 식사를 건너뛴 경우 전날 저녁 식사부터 거의 10시간 동안 공복 상태이기 때문에 이런 폭식을 자제하기는 굉장히 어렵다. 그런 이유에서 공복감을 피하기 위해서는 중간 중간에 간식을 먹거나, 식사 전에 물을 마셔야 한다.

다행히 뇌가 포만감을 느끼는 데는 혈당만이 작용하는 것은 아니다. 위의 장벽에 분포하고 있는 신장(伸長) 감지 수용체(gastric stretch receptor)는 위장 벽이 음식물로 늘어나면 그것을 감지해서 뇌로 포만 신호를 보낸다. 그리고 동시에 그렐린(ghrelin)이라는 식욕을 촉진하는 호르몬의 분비를 감소시킨다(그렐린 호르몬은 위장이 비어 있을(늘어나 있지 않을) 때 분비되어 공복감을 느끼도록 한다). 그렇기 때문에 점심 식사를 하러 가기 직전, 혹은 식당에 도착해서 테이블을 세팅할 때 물 한 컵은 포만감을 빨리 느끼도록 도와주고 결국 식사량을 줄이는 데도 효과적이다.

나는 다이어트 기간에 의도치 않은 식사가 잡히면 식사 전에 물을 많이 마시는 방법을 사용했다. 식당에 도착하면 수저와 물 컵을 세팅하면서 바로 물을 2~3컵을 마셔 버렸다. 식당에서 보통 사용하는 컵은 대략 150cc 정도 된다. 약 300cc의 물로 일단 텅 비어 있던 위를 채우고 음식을 주문하면, 음식을 기다리는 동안 어느 정도 공복감이 사라진다. 점심시간에 공복감을 조절할 수만 있어도 식사량 조절에는 큰 도움이 된다.

커피도 많이 마신다. 한때 커피의 카페인이 이뇨 작용을 촉진하기 때문에 커피(아메리카노)를 마시는 것은 수분 보충에 도움이 되지 않는다는 의견이 많았다. 하지만 최근 연구에 따르면, 커피를 마시고 소변이 마려운 것은 커피의 카페인보다는 '물'을 많이 마셨기 때문이라는 견해도 나오고 있다. 아메리카노는 우유나 시럽 등으로 칼로리가 추가되지 않기 때문에 수분 섭취 목적으로 나쁘지 않은 선택이다. 오히려 나는 카페인의 대사 촉진 기능 때문에 운동하는 중에 아이스 아메리카노를 물 대신에 마시곤 했다. 맹물을 억지로 마시는 것은 오히려 물고문이 될 수도 있다. 커피 혹은 차를 우려내어 물에 맛을 더하는 방법은 물을 많이 마실 수 있는 또 하나의 좋은 방법이다.

물을 많이 마시면 좋다는 것은 다들 알고 있다. 하지만 당신이 다이어트를 하고 있고, 체중 감량이 목표라면 물을 더 많이 잘 마셔야 한다. 앞서 말한 물 마시는 방법을 생활에 잘 적용해 보자. 물 때문에 체중이 감량되는 효과를 경험할 수 있다.

물 마시는 방법
1. 물은 하루에 2L 정도를 일부로 찾아 마신다.
2. 물을 마시기 좋은 타이밍은 '늘' 이다.
가까이 물병이나 텀블러를 두고 자주 마시자.
3. 식사 전에 물을 2~3컵 들이키자.
포만감을 줘서 식사량을 줄이는 데 도움이 된다.
4. 아메리카노나 녹차 등을 통해서 수분을
섭취하는 것도 좋은 방법이며, 카페인은 운동 시
퍼포먼스를 높여주는 데도 도움이 된다.

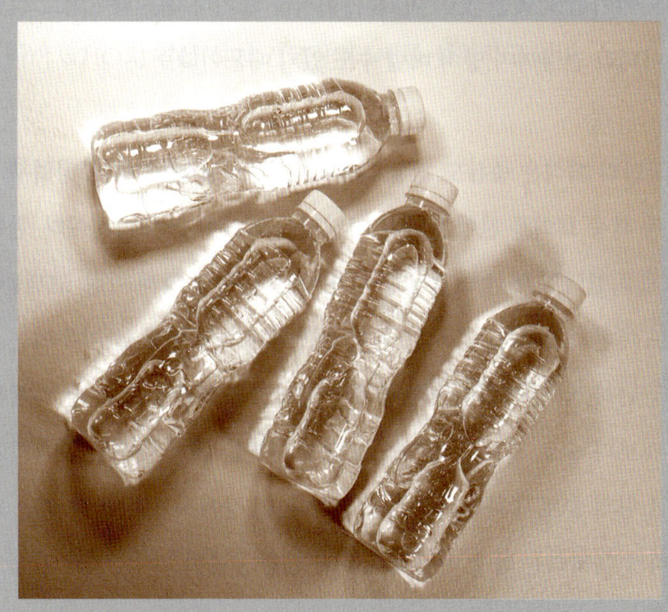

좋은 숙취 해소 음료라고 해도 술을 적게 마시는 것 혹은 물을 많이 마시는 것보다는 효과가 적다는 것이다. 본격적인 회식을 시작하기 전에 물 500cc를 마시고 시작하면 배가 불러서 아무리 입에 당기는 음식이라도 많이 먹기 어렵다. 생수가 힘들다면 회식 장소로 이동하는 길에 편의점에 들러 '차' 종류를 마시는 것도 한 방법이다. 그리고 식당에 들어가서 자리를 세팅할 때 상사들 자리에 물을 따르면서 본인의 컵에도 두어 잔을 따라서 물을 마셔 버리는 것이다.

회식 자리에서 폭식, 폭음을 한 다음 날은 아무리 절제했다고 해도 마음이 편하지 않다. 죄책감도 느껴지고 좌절감도 생길 것이다. 이런 날 자책하거나 스스로를 몰아세우면서 포기하는 것은 최악의 선택이다.

나는 지금도 회식한 다음 날은 반드시 헬스장을 찾는다. 헬스장 특유의 분위기가 있다. 헬스장의 조명, 음악, 그리고 냄새도 그런 분위기를 만드는 데 일조한다. 숨 쉴 때마다 알코올 냄새가 나서 내가 내뱉는 숨에 스스로 취해 버릴 것 같을 때에는 샤워만이라도 하고 나온다. 샤워를 하면서 그 전날의 먹은 음식, 마신 술의 양등을 떠올려 본다. 그리고 다음 회식 자리에서는 보다 조심하겠노라 다짐하며 샤워를 끝낸다. 자책하고 좌절하는 것보다 이렇게 조용히 반성하는 정도로도 마음을 다잡는 효과가 의외로 크다. 내 몸과 마음이 마음대로 되지 않는 날은 마음을 되돌리는 데 도움이 되는 분위기 속으로 몸을 집어넣는 것이 도움이 된다. 나를 둘러싼 환경을 만들어라. 환경을 그렇게 만들기 어렵다면 이미 만들어진 환경 속으로 내 몸과 마음을 던져 놓는 것이다.

정리하자면 다음과 같다.

1. 회식 자리에서 많이 먹기 힘든 환경을 구축한다.

　a. 회식이 시작되기 전에 물을 최소 500cc 이상 마시고 시작한다. 물 500cc가 뱃속에서 출렁거리고 있으면 음식이건 술이건 많이 먹을 수 없다. 게다가 술도 덜 취하게 만든다.

　b. 가장 바쁜 자리에 앉아서 열심히 서포터 역할을 한다. 서빙하는 종업원처럼 고기도 바쁘게 굽고, 옆 사람 물잔, 술잔도 챙기다 보면 아무래도 적게 먹게 된다. '배부른 양반, 제 종이 배고픈지 모른다.'는 속담처럼 주변 사람들, 혹은 상사들을 배부르게 만들어 놓으면 내가 좀 덜 먹어도 음식과 술을 강권하는 경우는 줄어든다.

　c. 회식이 시작되기 전부터 이미 회식은 시작된다. 평소에 동료들에게 체중 조절 중이라고 공공연하게 이야기해 놓는다. 이렇게 내가 먼저 이슈를 만들어 놓으면 회식 자리에서 양해를 구하는 것이 그렇게 분위기를 깬다거나 비난받을 일이 아닐 확률이 높아진다.

2. 회식 때 폭주를 한 경우, 일상에 빠르게 복귀할 수 있는 환경을 만들어 놓는다.

　a. 앞서 언급한 바와 같이 식단 조절이 한두 번의 회식으로 크게 좌절되었다고 해도 걱정하지 않는다. 그냥 샤워만 하고 나오는 한이 있더

라도 헬스장에 가서 그 분위기를 다시 한 번 느끼면서 마음을 다잡는 것이 중요하다. 운동하고 싶고, 다이어트가 하고 싶은 환경으로 내 몸을 밀어 넣는다. 환경에 몸이 노출되면 마음은 따라 변한다.

b. 유튜브, 인스타그램 등 영상 매체에서 fitness motivation, diet motivation 등의 동영상을 찾아본다. 이 방법은 투자 시간/노력 대비 마음을 다잡는 데 굉장히 효과가 크다. 약 3~5분 정도 되는 영상을 신나는 음악과 함께 감상하다 보면 좌절했던 마음을 다잡는 데 도움이 된다.

3. 어쩔 수 없는 회식 자리라면 몸을 불사른다.

a. 정말 어떤 방법으로도 어쩔 수 없는 자리가 있다. 이때는 정공법으로 돌파하자. 우리는 직장인이다. 몸매로 돈을 버는 사람들이 아니라 직장 생활로 돈을 버는 생계형 직장인들이다. 그러므로 회식이 직장 생활의 성과에 큰 영향을 주는 경우에는 회식 자리가 우선이다.

b. 한국의 술 문화는 함께 술을 즐기자는 분위기가 아니라 술에 취해서 망가지는 모습을 보여 주고 서로의 치부를 공유(?)하면서 결속력을 공고히 하는 분위기가 아직 남아 있다. 술은 마시되 안주는 멀리 하자. 나는 주로 이 방법을 사용했다. 알코올 도수 40도인 양주 한 병을 챙겨 가서 회사 임원 분들께 한 잔씩 드리고 나도 한 잔씩 받아 먹었다. 결국 양주 2/3병을 내가 마셔 버린 셈이 되었다. 하지만, 그날 나는 안주를 단 한입도 먹지 않았고, 물만 마셨다. 이틀 후 측정한 체성분 검사에서

도 여전히 나는 체지방이 줄어드는 트렌드를 유지할 수 있었다. 내 몸으로 검증한 이 방법은 위장에 상당한 무리가 가기는 하지만 회식을 해야만 하는 직장인으로서는 그 후로도 꼭 필요할 때 사용하는 방법이다. 다만 물은 정말 많이 마셔야 한다.

회식을 피할 수 없다면, 일단 적극 참석한 후 다시 일상으로 돌아가자. 그럴 수 있는 환경을 구축해 놓자.

출장.
직장인의 일탈

회식과 함께 직장인들의 다이어트에서 피할 수 없는 시련이 바로 출장이다. 출장 중에는 일상생활의 규칙적인 흐름이 깨어질 수밖에 없는 상황에 처하게 된다. 해외든 국내든 출장을 가게 되면 현지의 맛집을 찾게 되고, 거래처 직원들과 미팅 후 저녁에는 술자리로 이어지기 마련이다. 또 일과 시간 동안 처리 못한 이메일이나 업무, 사무실에서 급하게 요청하는 작업들 때문에 수면 시간도 흔들리게 된다.

하루 이틀 정도면 금방 규칙적인 일상으로 복귀할 수 있으나, 만약 일주일 정도 되는 긴 출장을 가게 되면, 돌아온 후에도 다시 적응하는 데 어려움을 겪을 수 있다. 비행기를 오래 타야 하는 해외 출장의 경우, 비행기가 이착륙하면서의 고도 변화나 비행기 안에서 발생하는 엔진 소음은 몸에 큰 스트레스로 작용한다. 국내 출장이라고 해도 장시간 자동차 또는 열차에 앉아 있어야 하고, 이때 몸이 받는 진동과 소음 역시 스트레스로 작용하여 스트레스 수치가 올라가게 된다. <u>스트레스를 받게 되면 몸에서는 코티졸(Cortisol)이라는 스트레스 호르몬이 증가하고, 결국 섭취하는 음식들을 체내에 '비상용'인 지방 형태로 저장하게 된다.</u> 몸은 출장 중의 스트레스 상황이 계속 이어질 것에 대비하기 때문이다. 그리고 기내식과 기차역에서 판매하는 도시락은 고칼로리, 고염분 음식들이 많기 때문에 몸이 더 쉽게 붓게 된다.

앞서 반복해서 이야기하였듯 건강한 다이어트의 핵심은 의지와 올바른 식습관이다. 출장에 대비해서 먹을 것을 챙겨 가서 그것만 먹으면 걱정 없겠지만, 현실적으로는 거의 불가능한 방법이다. 그래서 나는 최대한 간단한 방법들로 출장을 대비한다.

출장 이동 중에 활용할 수 있는 팁 물만' 마신다. 이동하는 동안에는 굶는 것이다. 물을 마시면 물의 부피 때문에 위장에서 포만감을 느끼게 하는 호르몬이 분비되어 생각보다 공복감은 심하지 않다. 오히려 도착했을 때 맑은 정신을 유지해서 출장지에서 업무에 집중하는 데 도움이 된다. 한때 유행했던 간헐적 단식을 응용한 방법이다.

간헐적 단식은 일정 시간 동안 음식물 섭취를 중단하여 체내 에너지원을 고갈시키는 방법을 말한다. '먹고 단식하고 먹어라.' (브래드 필론)에 따르면 단기간의 단식은 성장 호르몬의 수치를 최대 6배까지 증가시켜 체지방은 줄이고, 근육량은 줄어드는 것을 막는 역할을 한다. 물론 이런 내용을 알고 출장 중에 공복을 유지한 것은 아니다. 하지만 기내식을 먹지 않고 물만 마시면서 이동했을 때 몸이 더 편한 것은 쉽게 느낄 수 있었다. 기내는 지상보다 최대 20% 정도 기압이 낮고, 움직임이 제한되기 때문에 음식물을 먹을 경우 배에 가스가 차서 더부룩함을 느끼기 쉽다. 그리고 목적지에 도착하면 평상시보다 적은 양의 음식으로 위에 부담을 적게 주면서 공복을 깨 준다. 다음 날부터는 정상적으로 맛있게 식사하고 컨디션을 끌어올린다.

미팅과 회식, 접대에서 활용할 수 있는 팁

미팅은 스트레스를 불러온다. 특히 시간이 한정되어 있는 출장 기간 동안에 성과를 만들어야 하는 미팅은 극한의 스트레스를 불러일으키기도 한다. 끝없이 빙글빙글 돌기만 하는 미팅이라면 점심 식사의 폭식 혹은 저녁 식사의 폭음으로 끝나기도 한다. 혹은 평상시 생활권이 아닌 곳에 가면 기분이 들떠서 자제력을 상실해 버릴 수도 있다. 스스로의 의지로 억제하기 어려울 것 같다면 예방책을 실행하도록 하자.

나는 해외/국내 출장을 가면 하루에 마시는 물의 양을 거의 3L 까지 늘렸다. 평상시에 사무실에서 챙겨 마시는 물의 양 2L에서 1L를 추가로 늘리는 것이다. 마시는 물의 양이 이 정도로 늘면, 스트레스로 인한 폭식 혹은 폭음을 하려고 해도 할 수가 없는 상황이 된다.

게다가 출장에서의 회식과 접대는 업무의 연장이다. 즐기는 것도 좋지만 중요한 것은 상대방을 대접하는 것이다. 내가 배부르게 먹으러 가는 자리가 아니라는 말이다. 상대방이 즐겁게 식사를 하는지 지켜보며 대접하다 보면 내가 배부르게 먹을 여유가 없을 수도 있다. 그러므로 고객과의 식사를 핑계로 평소 조절하던 식단을 망가뜨릴 이유는 하등 없다.

운동할 수 있는 환경을 만들자 언제 어디서든 운동을 하자는 것은 괜한 소리가 아니다. 출장지에서 컨디션을 정상으로 유지하는 것은 어렵다. 정상이 아닌 컨디션에서는 제대로 잠을 자기도 어렵고 이는 업무의 퍼포먼스에 영향을 준다. 이런 비정상적인 컨디션에서 가장 빨리 회복할 수 있는 방법이 바로 운동이다.

출장 짐을 쌀 때, 가장 먼저 운동복, 운동화, 이어폰을 챙기자. 웬만한 호텔에는 피트니스 센터가 있다. 설사 없다고 해도 숙소 주변을 산책하거나 조깅할 수 있다. 일상생활 공간에서 벗어난 곳이기 때문에 주변을 둘러보다 보면 운동하는 시간도 금방 지나가고 즐겁게 할 수 있다. 이런 짧지만 효과적인 운동은 보다 빠르게 정상 컨디션을 회복하는 데 도움이 된다.

마지막으로 출장을 떠나기 하루 이틀 전에는 몸 상태(체중, 체성분, 허리둘레 등)를 측정하여 사무실 책상에 붙여 두고 가자. 출장에서 돌아온 후 다시 몸 상태를 측정하여 앞서 적어 둔 메모 옆에 적어 보면 바로 비교하고 자극 받을 수 있다. 또 한 가지 잊어서는 안 되는 것은 출장 중에 먹는 음식들을 꾸준히 휴대전화에 잘 기록하는 것이다. 기록을 해야 반성하고 개선할 수 있기 때문이다.

06

운동! 다이어트를 넘어서는 자가발전

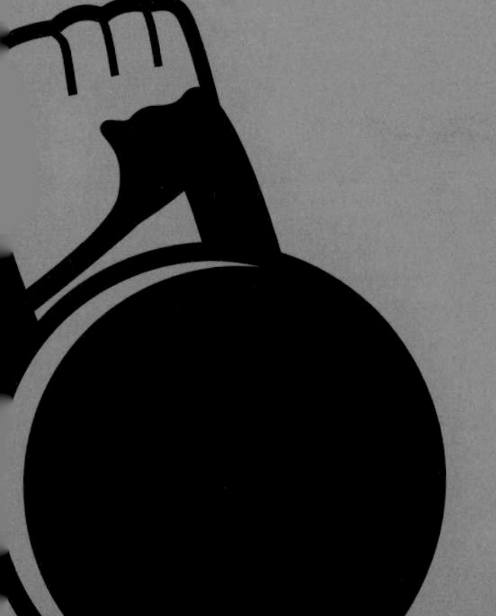

당신이 헬스장에 가는 것은 회원권 등록할 때 한 번, 회원권 기간이 만료된 후 운동화를 찾으러 한 번 가는 것이 전부였다고 하더라도 지금은 다시 운동을 시작하기로 결심할 때이다. 운동하기에 적당한 시간은 절대 오지 않는다. 당신이 본격적으로 운동하기 좋은 최고의 시기는 바로 지금이다. 가장 중요한 내 건강의 우선순위를 뒤로 미뤄 버리지 말자. 지금 당장 운동화를 신고 몸을 움직여 보자.

01.

**9할을 완성하는 1할,
운동!**

다이어트 성공에서 가장 중요한 것은 체중 관리, 건강 관리를 하겠다는 의지, 즉 Intention이다. 식단 관리도 굉장히 중요하다. 그렇다면 운동, 즉 work-out은 그 중요도가 떨어지는가? 각각의 성공 요인의 중요도가 의지(Intention): 식단(Diet): 운동(Work-out) = 5: 4: 1이라고 해도 '성공'이란 마침표를 찍기 위해서는 반드시 '운동'이 필요하다. 운동은 생활에 활력을 불어넣고, 다이어트 식단을 이어 갈 수 있는 의지를 북돋아 준다. 처음 다이어트를 결심할 때 '의지의 강도'는 운동을 통해서 몸이 변해 가면 점점 강해진다.

나는 20대 중반에서 30대 중반까지 약 10년을 95kg 이상의 과체중, 비만으로 고생하면서 다이어트를 수없이 결심하고 식단 조절을 해 왔다. 하지만 다른 수많은 실패자들과 마찬가지로 결과는 요요 현상으로 끝이 났다. 가장 큰 이유는 운동을 꾸준히 병행하지 않았기 때문이었다. 식사 조절

 하지만 지금은 완전히 다른 생활 패턴을 유지하고 있다. 일시적으로 식단 조절을 통해서 총 섭취 칼로리를 줄이면 체중은 줄어든다.

지금은 운동을 통해서 예전보다 훨씬 활력 넘치는 생활을 하고, 동시에 맛있는 음식과 술도 적당히 즐기면서 생활한다. 체중은 약간씩의 변동은 있지만, 운동량과 식사량으로 충분히 원하는 정도만큼 쉽고 빠르게 조절할 수 있게 되었다. 아마 운동을 병행하지 않으면 불가능했을 것이다.

노후에 삶의 질을 결정하는 것은 운동이다

장수를 피할 수 없는 우리 세대의 경우, 운동으로 단련된 신체와 정신은 노후 삶의 질에 큰 영향을 미친다. 국민건강지식센터(서울대학병원)에 따르면 꾸준한 운동은 당뇨병 등 대사 증후군의 위험과 심혈 관계 질환의 위험을 감소시켜 준다. 뼈와 근육을 강화시켜 일상생활을 지속하고 활동적으로 생활할 수 있게 해 준다. 낮은 강도의 운동이라도 기분 전환과 정신 건강에는 긍정적인 효과를 나타내기 때문에 사고와 학습, 판단 능력을 향상, 유지시켜 주고 질 좋은 수면을 유지할 수 있도록 도와준다. 이런 운동의 긍정적인 효과는 노후 삶의 질에 결정적인 영향을 미칠뿐만 아니라 지금 당장의 삶에도 많은 영향을 준다.

운동하는 사람은 회사에서도 사랑 받는다 꾸준한 운동을 통해 생활에 활력이 넘치게 되면 주변 사람들에게 긍정적인 영향을 미칠 수 있다. 회사 동료들에게 미치는 긍정적인 영향력은 결국 나의 업무 성과를 끌어올리는 도움을 주고, 향상된 업무 성과는 승진 혹은 연봉 인상과 직결된다. <u>운동을 즐기는 직장인들은 비만인 직장인에 비해 18%나 많은 연봉을 받는다고 한다.</u> 지속적인 운동이 우리 삶에 주는 긍정적인 영향은 단순히 살이 빠지고, 감기 같은 질병에 잘 걸리지 않게 되는 정도를 넘어선다. 어떻게 회사 동료들이 운동을 꾸준히 하는 이런 사람을 좋아하지 않을 수 있겠는가? 인생을 뜯어고칠 정도로 좋은 영향력을 발휘하는 것이 바로 꾸준한 운동이다.

운동은 다이어트의 화룡점정이다 용의 눈알을 그려 그림을 살아 있는 용으로 완성시키듯, 운동을 해야만 다이어트가 완성된다. 기초 대사량을 높일 수 있는 유일한 방법은 근육량을 늘리는 것이다.

사람은 대부분의 열량을 음식을 통해 섭취한다. 그리고 섭취하는 열량은 (1) 기초 대사량(생존하기 위한 에너지 소모= 심장 박동, 체온 유지, 소화 활동 등)과 (2) 신체 활동(운동, 이동, 대화 등)을 통해서 사용된다. 섭취하는 열량과 소모하는 열량이 균형을 이루면 체중에 변화는 없을 것이고, 불균형이라면 살이 찌거나(섭취량〉소모량), 빠지게(섭취량〈소모량) 될 것이다. 살을 빼고 싶은 우리들은 에너지 섭취량보다 소모량을 늘려야 한다. (1) 기초 대사량을 늘리거나, (2) 신체 활동을 늘리면 에너지 소모량은 늘어난다.

(1) 기초 대사량은 숨만 쉬어도 기본적으로 소모되는 에너지이고, (2) 신체 활동으로 소모되는 에너지는 격한 활동을 할수록 에너지 소모량이 늘어날 것이다. 늘 높은 신체 활동을 유지하는 것은 어렵다. 그러므로 기초 대사량을 높게 만들어 놓으면 신체 활동량에 큰 영향을 받지 않고 높은 열량을 소모할 수 있다.

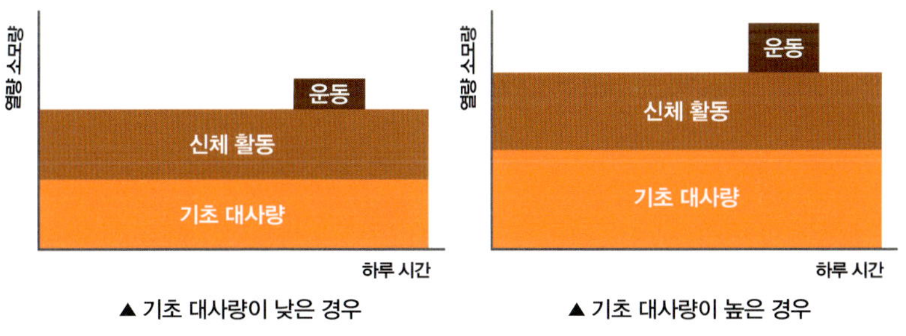

▲ 기초 대사량이 낮은 경우　　　▲ 기초 대사량이 높은 경우

근력 운동을 통해서 근육량이 늘어나면 기초 대사량이 높아진다. 기초 대사량이 높아지면 체중 조절을 하기가 훨씬 용이해진다.

성인 남성의 하루 기초 대사량을 2000kcal로 보면 시간당 약 83kcal를 소모하게 된다. 이것을 92kcal(+10%)로만 올려도 하루 기초 대사량이 200kcal가 증가하게 된다. 단순 계산으로는 한 달이 지나면 6000kcal,

즉 지방 660g이 소모되는 셈이다(지방 1g = 9kcal).

몸의 근육량이 증가하면 같은 신체 활동을 하는 데에도 더 많은 칼로리를 소모할 수 있다. 같은 노력으로 식단 조절을 해도 더 큰 다이어트 효과를 볼 수 있다. 유산소 운동을 통해서 땀을 흘려 몸의 노폐물을 배출하고 체지방을 활활 태워 버릴 수 있다. 피부도 좋아지고 얼굴빛도 좋아진다.

지금이 바로 운동하기 가장 좋은 때이다

젊어서부터 몸매 관리, 건강 관리, 체력 관리를 목적으로 꾸준히 운동하면 평생의 삶의 질을 높이는 데 결정적인 역할을 할 수 있다. 하지만 지금 이렇게 바쁜데 앞으로 언젠가 여유롭게 운동할 수 있는 시간이 올 것이라고 생각하는가? 당신은 늘 바빴고 일에 치여 살아왔다. 헬스장에 등록하고 난 뒤에 운동은 늘 친구와의 약속, 회식에 밀렸다. 시간이 없다는 것은 그 일이 다른 일에 비해 '우선순위가 밀린다'는 것을 의미할 뿐이다.

당신이 헬스장에 가는 것은 회원권 등록할 때 한 번, 회원권 기간이 만료된 후 운동화를 찾으러 한 번 가는 것이 전부였다고 하더라도 지금은 다시 운동을 시작하기로 결심할 때이다. 운동하기에 적당한 시간은 절대 오지 않는다. 당신이 본격적으로 운동하기 좋은 최고의 시기는 바로 지금이다. 가장 중요한 내 건강의 우선순위를 뒤로 미뤄 버리지 말자. 지금 당장 운동화를 신고 몸을 움직여 보자.

SMART한 운동만이 지속된다.

어떤 행동을 지속하기 위해서는 그 행동이 만들어 낼 결과를 알고 있어야 한다. 언제 어디서 끝날지 모르는 행군은 이스라엘 병사들의 평소 능력을 발휘하지 못하도록 지치게 만들었다. 나의 운동과 다이어트 노력이 어떤 모습으로 변할지 확실하지 않다면 어떤 결과에도 이르지 못한다. 생생한 목표를 갖고 있는 사람은 도전의 마지막에 그 목표와 같은 모습이 된 자신을 발견하게 된다. 선명하고 확실한 목표를 설정하는 것은 모든 성공의 첫 걸음이고, 이것은 운동과 다이어트에도 마찬가지로 적용된다.

회사에서 프로젝트 등의 목표를 설정할 때 사용되는 SMART 원리를 적용하여 운동과 다이어트에 성공할 수 있는 전략적이고 선명한 목표를 작성해 보자. SMART 원리는 경영학에서 조직의 목표를 설정하는 방법으로 George T. Doran이 'There's a S.M.A.R.T. way to write

management's goals and objectives.(1981, Management Review)'
에 처음 소개하고 이후에 피터 드러커가 널리 알렸다.

SMART한 방법으로 작성된 목표는 전략적이고 선명하다.

- Specific – 전략적이고 선명한 목표는 구체적이어야 하다.

- Measurable – 전략적이고 선명한 목표는 측정 가능해야 한다.

- Achievable – 전략적이고 선명한 목표는 달성 가능해야 한다.

- Result based – 전략적이고 선명한 목표는 결과 지향적이다.

- Time related – 전략적이고 선명한 목표는 시간적인 한계를 분명하게 한다.

이 같은 기준에 따라 작성된 목표와 그렇지 않은 목표를 예를 들어 비교해 보자.

SMART한 목표	3개월 내에 체지방을 5kg 감량하겠다. 3개월 뒤에 바디 프로필 사진을 촬영하겠다. 3개월 뒤에 facebook에 before & after 사진에 '좋아요'를 500개 받겠다.
SMART 하지 않은 목표	살을 빼겠다. (측정 가능한 숫자, deadline, 구체성이 결여되어 있음) 살을 빼서 예쁜 옷을 입겠다. (실제로 두 개의 목표이며, 시간적으로 deadline을 정하지 않음) 한 달 내에 10kg를 감량할 것이다. (달성 불가능한 비현실적인 목표)

이렇게 SMART하게 설정된 목표는 막연히 다이어트를 하려고 할 때와

는 완전히 다른 차원의 목표가 된다. SMART하게 작성하지 않은 목표가 단지 'wannabe'라고 한다면, SMART하게 작성된 목표는 미래의 내 모습이다.

목표를 공유하라 SMART하게 새로 작성된 목표를 이루어 내기 위해서는 이것을 다른 사람들과 공유해야 한다. 배우자, 애인, 친구, 트레이너 등 누구에게도 이 목표를 알려 줄 수 있다. 다만 나의 목표를 공유하는 사람은 나에게 관심이 높고, 교류가 잦아서 중간중간에 목표 달성이 잘 진행되고 있는지 계속 확인하고 물어봐 줄 수 있는 사람이 좋다. 페이스북이나 인스타그램의 수천 명의 친구들에게 공유하는 것도 도움이 되지만, 실제로 알고 있는 사람의 관심만큼 나를 압박하지는 않는다.

나의 다이어트 목표는 다음과 같았다.

- 3개월 내에 체지방 5kg를 감량한다.
- 6개월 내에 체지방 10kg를 감량한다.
- 체중 10kg를 감량한 후에 바디 프로필을 촬영한다.
- 다이어트에 성공하면 경험을 바탕으로 한 책을 출간한다.

이렇게 설정한 목표를 아내와 담당 트레이너에게 공유하고 도움과 지지를 요청했다. 아내는 외식하고 싶은 마음을 양보했고, 수시로 나의 다이어트와 운동 진행 상황을 체크해 주었다. 운동을 오래 하고 늦게 귀가하는 날에는 이해해 주었다. 담당 트레이너는 운동량이 적당한지 확인해 주었다. 딱 맞는 운동량보다는 살짝 부담이 되는 운동이 훨씬 효과가 큰데, 혼자서 운동하는 경우에는 이 살짝 부담되는 선을 스스로의 의지로 넘기가 굉장히 어렵다. 그렇기 때문에 이런 한계점에서 제 3자의 도움을 받는 경우 목표 달성의 가능성은 훨씬 높아지게 된다. 식단 관리도 타이트하게 진행하여, 먹은 음식을 트레이너에게 사진 찍어서 보내고 코칭을 받기도 했다. 운동하는 것이 힘들 때 메시지로 파이팅을 보내기도 했다. 다이어트와 운동을 혼자 하고 있는 것이 아니라는 생각이 들면 덜 힘들다. 나와 가장 가까운 사람이 응원하고 있고, 전문가가 밀착 관리하고 있다는 생각이 들면 성공은 훨씬 더 가까워지게 된다.

그렇기 때문에 지금까지 '살을 뺄 거야.', '예쁜 옷을 입을 거야.' 하는 등의 단순하고 뜬 구름 같은 목표 설정에서 벗어나자. SMART한 목표를 설정해서 그것을 주변 사람들과 공유하고 계속 지지를 받자. SMART한 목표는 운동을 지속시키는 에너지를 준다. 지속되는 운동은 다이어트를 성공시킨다.

03. 쉽게 운동할 수 있는 환경을 만들자.

바쁜 직장 생활에서 시간을 쪼개고 쪼개서 운동할 수 있는 시간을 확보했다. 운동하기 위해서 잠도 줄였고, 낮에 일은 더 열심히 하고, 친구들과의 약속도 밀고 당기고 조절했다. 하지만 환경 자체가 운동을 쉽게 할 수 있는 상황이 아니라면 지속하는 것은 굉장히 어렵다. 운동하기 쉬운, 하고 싶은 환경을 만들어 가는 방법을 알아보자.

운동은 0순위

운동을 지속하기 위해서는 운동에 순위를 매겨서는 안 된다. 순위를 매기면 다른 할 일들의 순위와 경쟁을 하게 되고, 결국 우선순위에서 밀려 그날 운동은 가지 않게 된다. 트레이너들과 이야기를 해 보면, 운동을 꾸준하게 오는 사람들의 유형은 정해져 있다. 아침 일찍 출근하기 전에 오는 타입, 퇴근 직후에 오는 타입, 그리고 집이 근처라서 잠자기 전에 밤늦게 오는 타입. 각 타입의 특장점을 표에 정리해 보았다.

출근 전	아침 일찍 회사 근처로 오기 때문에 출근이 여유롭다. 운동으로 몸과 두뇌가 워밍업이 되어 있어 회사에서 생산성을 극대화하기 좋다.
퇴근 후	운동을 해야 회사 일과가 마무리된다고 생각하고, 직장에서 받은 스트레스를 풀고 퇴근할 수 있다. 퇴근길 러시아워도 피할 수 있다. 저녁 약속이 생기면 빠지기도 하는데, 약속 시간을 운동 후로 잡는 경향이 많다.
취침 전	하루를 정리하면서 운동하고, 씻은 후에 바로 잠자리에 드는 사람들이다. 주로 집과 헬스장이 가까운 경우에 많다.

어떤 경우이건 꾸준하게 운동하는 사람은 '운동'을 이미 자기 생활의 '리츄얼;Ritual'로 만든 사람이다. 운동하는 것에 순위를 매기지 말자. 운동하는 것을 마치 일어나면 기지개를 하는 것처럼, 밥을 먹는 것처럼, 잠들기 전에 샤워를 하는 것처럼, 퇴근 후 화장을 지우는 것처럼 의례적인 일로 여겨야 한다.

**파킨슨과 팔레토;
데드라인을 설정해서
집중하라**

'파킨슨의 법칙'은 원래 공무원의 수가 왜 계속 증가할 수밖에 없는지를 설명하는 법칙이다. 이는 일상생활에서 시간적 여유가 생기면 사람들이 오히려 일을 더 비효율적으로 천천히 처리하는 현상을 설명해 준다. 시간이 더 많이 생기면 집중력이 떨어져서 처리하는 업무의 양이 비례해서 더 늘지 않는다는 것이다.

운동할 때는 시간 제한을 두고 집중적으로 해 보자. 출근 전 혹은 점심시간은 운동 직후에 사무실로 복귀해야 하는 시간의 압박이 있지만, 퇴근 후에는 급하게 집으로 돌아가야 하는 압박을 받지는 않는다. 그렇다면 <u>운동하는 시간을 출근 전이나 낮에 하는 패턴으로 옮겨서 제한된 시간 내에 타이트(tight)하게 운동하도록 상황(Context) 자체를 만드는 것이다.</u> 저녁에 헬스장에 가 보면 확실히 운동하는 사람들이 오전에 비해 상대적으로 루즈(loose)하게 운동을 하고 있다. 휴대전화를 들고 이 기구, 저 기구를 옮겨 다니거나, 트레드밀에서 천천히 걷기만 하는 식으로 시간만 보내는 사람들이 많다. 이들은 시간 낭비를 하고 있다. 이런 사람들의 특징은 '헬스장에서 2시간씩이나 보내는데, 체중이나 체력에 큰 변화가 없어요.'라고 투정한다. 그러므로 운동의 효율을 극대화하기 위해서는 운동하는 시간대를 시간의 압박을 받는 time slot으로 의도적으로 배치해서 밀도 있는 운동을 하는 것이 좋다.

'팔레토의 법칙'은 잘 알려진 바와 같이 핵심 20%가 나머지 80%에 영향을 준다는 것이다. 전체 인구의 20%가 80%의 부를 차지한다는 것인데, 우리 생활 곳곳에서도 적용되는 것을 볼 수 있다. 휴대전화에 저장된 전화번호 중의 핵심인 20% 사람들과 전체 통화의 80%를 한다거나, 옷장 속의 옷 중에 20%가 즐겨 입는 옷의 80%라거나 하는 등의 것이다.

운동하는 상황에 적용해 보면, 운동을 못하는 핑계의 20%가 운동을 방해하는 전체 이유의 80%를 차지한다거나, 운동 종류 중 핵심 20%가 다이어트 성공의 80%에 기여하는 것으로 생각해 볼 수 있다. 운동을 꾸준히 하는 것을 방해하는 핑계가 무엇인지 생각해 보자. 가장 빈번하게 대는 핑계(술 약속, 피곤함)를 없애도록 노력하자. <u>짧은 시간에 높은 효율을 얻을 수 있는 운동 중에 나와 맞는 핵심 운동은 무엇인지 찾아내자.</u> 운동을 처음 시작할 때는 부상의 위험도 높고, 내 몸 상태와 맞는 운동을 찾기가 어렵기 때문에 초기에는 전문 트레이너의 도움을 받는 것도 효과적이다. 자신에게 가장 효율적인 운동인 핵심 20%에 집중하자.

가까운 곳이 최고

우리 주변에 운동할 곳은 정말 많다. 동네에도 필라테스, 요가, 헬스장 등이 몇 개씩 생기고, 회사 근처에도 직장인을 대상으로 하는 곳이 여러 군데이다. 운동할 곳을 마련할 때 어떤 기준으로 찾는가. 친한 친구가 다니는 곳? 유명한 트레이너가 있는 곳? 새로 지어서 인테리어나 장비가 멋진 곳? 아니면 할인을 많이 해서 요금이 싼 곳?

아니다. <u>꾸준히 운동하기 위해서 가장 중요한 것은 '가까운 곳!'이다. 버스를 타고 가야 하는 곳은 당연히 안 된다. 횡단보도를 건너가야 하는 곳도 멀다! 회사 일로 지쳐 쓰러질 것 같은 날이라면 횡단보도가 한강처럼 보일 수도 있다. 걸어서 쉽게 갈 수 있는 곳, 길을 건너지 않아도 되는 곳을 찾아라.</u>

나만의 멋진 스타일을 만들어라

대부분의 헬스장에서는 운동복을 제공하지만, 요새는 헬스장에 멋쟁이들이 참 많다. 자기가 좋아하는 색과 디자인의 운동복을 입고 전신 거울에 자기 모습을 보면서 운동하는 사람들은 운동을 더 열심히 한다. 멋진 헤드셋을 착용하고 운동하는 사람들도 있다. 그들은 운동할 때 힘이 나는 음악들을 휴대전화에 담아 와서 즐기면서 운동한다. 음악은 귀로 듣는 마약이라고도 하지 않는가. 헬스장에서 크게 틀어 주는 시끄러운 음악 말고 자신이 좋아하는 음악을 즐기면서 집중적으로 운동해 보자. 멋진 옷을 입고 헬스장 전신 거울에 비친 모습을 계속 찍어서 모아 보자. 운동을 할수록 점점 멋있어지는 모습에 운동하는 것이 더욱 즐거울 것이다.

파트너와 함께 하라

헬스장에 가는 것을 좋아하지 않는 사람들은 대부분 '재미가 없다'는 것을 가장 큰 이유로 꼽는다. 운동을 바른 자세로 혼자서 할 수 있는 사람이라면 관계없지만, 처음 운동을 시작하거나, 방법을 모르는 사람이라면 파트너가 필요하다. 파트너가 운동을 잘하는 사람이라면 가장 좋겠지만, 운동을 잘하는 사람은 초보자와 운동하게 되면 자기 운동을 못 하기 때문에 신경을 많이 써주지 못한다. 그렇다고 운동을 처음 시작하는 친구끼리 같이 운동하며 도와준다는 것은 장님끼리 서로 길 안내해 주는 것과 같다. 당신이 운동을 통해서 성과를 내고 싶다면 전문 트레이너를 파트너로 하라.

<u>다이어트에 성공하는 것은 단지 운동만을 열심히 한다고 가능한 것이 아니다. 운동 방법, 자세뿐만 아니라 식습관 등 생활 습관 전체를 관리해야 한다.</u> 올바른 조언과 동기 부여를 해 줄 수 있는 전문가를 찾아라. 개인 트레이너들은 너무 많아 훌륭한 트레이너를 찾는 것이 어려울 수도 있다. 그

럴 때에는 다른 회원들과 함께 운동하는 트레이너들의 수업 모습을 잘 관찰해 본다. 단지 옆에 서서 구령만 붙이는지, 손에 휴대전화를 들고 수시로 들여다 보는지, 운동하는 동안 잡담을 많이 나누는지 등을 보면 좋은 트레이너인지 아닌지 판단하는 데 도움이 된다. 또 트레이너의 이력을 요청해서 자격증이나 대회 수상 경력 등을 참고하는 것도 좋다.

04.

직장인들이여, 여러 종류의 운동을 섞어라.

　　운동이 다이어트 성공에 미치는 영향은 고작 10% 정도에 불과하다고 나는 생각한다. 하지만 '운동'은 화룡점정 같이 다이어트를 완성하기 위해 반드시 필요하다. 운동이 빠진 다이어트는 단지 체중계 숫자를 당장 줄이는 데만 초점을 맞추는 것에 불과하다. 평생을 건강하게 지속할 수 있는 다이어트에는 반드시 운동이 필요한데, 문제는 직장인들의 경우 하루 종일 책상 앞에서 생활하기 때문에 '운동'이라고 할 수 있는 '신체의 움직임'을 만들어 내기가 어렵다는 점이다.

　　통상 직장인의 생활은 '집 → 회사 → 집 → 침대'의 패턴으로 '운동'을 어딘가에 따로 넣기는 꽤 어렵다. 한 연구에 따르면 서울 지역 남성 직장인들의 경우 하루 근무 시간의 80%에 가까운 긴 시간(9.2hr/day)을 앉아서 생활하고 있어 활동량이 절대적으로 부족했다. 특히 30대의 활동량은 40대보다 훨씬 적었다. 회사 내에서 부하 직원들은 상사보다 움직임이 더 적은 것으로 나타났다. 상사의 눈치를 보면서 움직여야 하는 현실이 반영된 것이 아닐까 한다.

'현실적으로 제대로 운동할 시간이 없다.'라고 핑계를 대는 사람들은 '적극적인 운동만'을 진짜 운동이라고 생각한다. '적극적 운동'은 필라테스, 조깅, 등산, 헬스장 등 그 운동을 하기 위한 장소에서 하는 운동들이다. 이들은 공부를 하려면 도서관을 가야하고, 춤을 추고 싶으면 클럽을 가는 것이 '제대로' 그 일을 하는 것이라고 생각한다. 물론 시설과 분위기가 제대로 갖춰진 곳이 집중력과 효율이 올라가는 것은 사실이다. 하지만, 버스나 지하철에서 영어 단어를 외우면서 공부하는 학생들이 있는 것처럼, 내가 통근하는 지하철에서 이 책을 쓰는 것처럼 시간과 장소를 가리지 않고 어떤 일을 해낼 수도 있다. 마찬가지로 집이나 직장에서도 때와 장소를 가리지 않고 주변 사람들의 주목을 받지 않으며 운동할 수 있는 방법들이 많이 있다.

근육 운동의 세 가지 종류 – 1) 동료들이 눈치 못 채는 운동, 2) 누가 봐도 운동하는 운동, 3) 재활 운동

집이나 사무실에서 할 수 있는 운동 동작들을 알아보기에 앞서 운동이라고 볼 수 있는 움직임의 종류를 우선 간단하게 살펴보자. 이러한 종류들을 알고 있으면 아래에 나오는 동작뿐만 아니라 본인의 생활에 다른 움직임들을 응용해 보는 데 많은 도움이 된다.

근육 운동에는 크게 세 종류 1) 등척성(Isometric) 운동, 2) 등장성(Isotonic) 운동, 3) 등속성(Isokinetic) 운동이 있다. 1) 등척성 운동은 정적 수축 운동이다. 근육의 길이 변화는 없으나 근육이 계속 힘을 쓰고 있는 운동이다. 예를 들어 자동차를 들어올리기 위해서 사람이 힘을 줄 때, 자동차는 움직이지 않지만 사람은 계속 힘을 주고 있기 때문에 그 사람은 등척성 운동을 하고 있는 상태이다. 매달리기, 버티기, 벽 밀기 등이 있고, 움직임이 없어서 부상의 위험이 적기 때문에 재활 운동에서도 많이 사용된다. 2) 등장성 운동은 관절이 개입된 상태로 근육이 수축하는 운동이다. 보통 몸이 움직이는 동작이나 웨이트 트레이닝 등의 운동이다. 3) 등속성 운동은 관절 부위가 일정한 속도로 움직이면서 근육의 길이가 짧아지는 수축 운동을 통해서 힘을 발휘한다. 동작할 때 일정한 속도를 유지하는 것이 중요하므로 기계 같은 장비의 도움을 받기도 한다.

이 세 가지 종류의 운동 중, 일반적으로 우리가 '운동'이라고 생각하는 것은 특별히 시간을 내서 특정 장소에서 기구나 장비를 사용해서 운동하는 2) 등장성 운동을 생각한다. 헬스장에서 운동하려면 그곳까지 가야 하고, 수영을 하려면 수영장까지, 등산을 하려면 산을 찾아 가야 한다. 이런 종류의 운동은 그 시간을 온전히 그 운동에 집중할 수 있다는 장점이 있다. 하지만 특정 시간을 확보해야 하는 어려움이 있고, 시간을 만들었다고 해도 등록해 놓고 다른 일이 생겨 두 번, 세 번 빠지게 되어 결국 운동을 포기해 버리고 만다.

종일 사무실에 있어야 하는 직장인들은 일정 시간을 확보하기도 어렵지만, 그 시간을 온전히 운동에 집중하기도 어렵다. 때문에 <u>습관으로 만들어 일상에 녹여냈을 때 많은 효과를 볼 수 있는 운동은 1) 등척성 운동이다.</u> 다음 장에서 상세하게 다루겠지만, 움직임이 거의 없기 때문에 직장 동료들은 눈치 채지 못하는 장점이 있다. 또 1분 혹은 더 짧은 시간 동안 실행할 수 있기 때문에 시간에도 구애받지 않는다. 마치 짬짬이 외우는 영어 단어가 쌓이면 영어 실력 향상에 큰 도움이 되듯, 간단한 동작이 습관화가 되면 다이어트를 성공한 다음 그 성공을 지속하는 데 도움이 된다.

대표적인 간단한 등척성 운동 동작들

- 엘리베이터에서 뒤꿈치를 들고 서 있는다.
- 프린터 앞에서 출력을 기다리는 동안 뒤꿈치를 들고 서 있는다.
- 의자에 앉아서 뒤꿈치를 들고 복근에 힘을 준 상태로 버틴다.
- 양손을 가슴 앞에서 합장한 자세로 가슴 근육을 수축해서 양손을 꽉 민다.
- 양 어깨를 활짝 펴고 뒤로 젖혀서 등 근육을 수축시켜 유지한다.

정적이고 근육의 움직임이 없는 등척성 운동은 시간과 장소에 상관없이 할 수 있고, 동작 후에 심박수를 올리고 혈액 순환이 촉진된다는 장점이 있다. 하지만 단일 동작들의 열량 소모는 많지 않은 한계점이 있다. 이런 한계점을 보완하기 위해 나는 일상생활에 등장성 운동을 끼워 넣었다.

등장성 운동이라고 거창한 게 있는 것이 아니다. 엉짱(엉덩이 짱)이 유행하면서 '스쿼트 첼린지' 같은 것이 그중 하나이다. 대퇴 근육(허벅지)이나 둔근(엉덩이) 근육이 자극되어 탄탄해지면 몸의 기초 대사량이 올라가서 살이 잘 찌지 않는 체질이 된다. '100일의 다이어트 도전' 같은 다이어트 프로그램에서 다리를 굽혔다 폈다 하는 스쿼트 응용 동작이 반드시 포함되는 이유이다.

등척성 운동으로 늘 긴장을 유지하며 생활하고, 스쿼트 같은 등장성 운동을 통해서 운동량과 열량 소모를 끌어올리는 것. 이런 쉽고 작은 노력들이 쌓이면 큰 노력이 들지 않더라도 몸 상태를 계속 유지할 수 있게 된다.

일상생활에 짧은 시간들, time slot에 간단하지만 충분히 운동이 될 만한 micro-workout 동작들을 실천하자. 내 몸에 대한 관심이고 다이어트에 대한 의지를 다질 수 있다. 짧은 시간에 해 낼 수 있는 동작들은 6장에서 소개되며, 구체적인 동작은 인터넷에서 영상으로 쉽게 찾을 수 있다. 정말 중요한 것은 이런 내용을 찾는 데서 끝나는 것이 아니라 단 10개라도 실천하는 것이다. 내 생활을 바꿔 줄 수 있는 micro workout을 실천하자.

시간 부족은
우선순위의 문제일 뿐

'왜 꾸준히 운동을 못 하세요?'

'바빠서요.', '시간이 없어서요.'

**그 일을 할 시간이 없다
=그 일이 중요하지 않다**

하고 싶은 일이나, 우선순위가 최우선인 일들은 아무리 바빠도 해 낸다. 불타오르는 연애를 하는 남녀나 게임에 흠뻑 빠진 사람들은 아무리 바쁜 일이 있어도 시간을 쪼개서 데이트를 하고 게임을 한다. 그러므로 '시간이 없다'는 것은 우선순위에서 어떤 일이 다른 일에 밀리기 때문에 '그 일에 쓸 시간 따위는 없다.'가 되는 것이다. 즉, '나는 너무 바빠서 운동할 시간이 없다.'는 말은 곧 '내 건강보다 더 중요한 일이 있다.'는 말이 된다.

성공한 CEO나 유명인들의 인터뷰 등에서 규칙적인 운동과 명상으로 건강 관리를 하고 있다는 기사를 볼 때, 그 직위에 있는 사람들이기에 시간을 그렇게 쓸 수 있지 나와는 무관한 일이라고 생각했다. 그들은 사장이고 나는 직원이니 나에게 없는 시간이 그들에게 있을 것이고, 그 시간에 그들은 운동하는 것이라고 여겼다. 다들 이렇게 생각할 것이다.

하지만 그들에게는 운동을 통한 건강 관리가 최우선순위이기 때문에 그렇게 하는 것이다. 시간이 남아서 운동으로 건강 관리를 하는 것이 아니라 건강 관리를 해야 퍼포먼스를 잘 만들어 낼 수 있기 때문에 운동을 최우선으로 하는 것이다.

삼성경제연구소의 'CEO의 건강 관리'라는 보고서는 'CEO의 건강을 기업 경영 한축으로 고려해야 한다.'며 건강과 업무 성과의 연관성을 강조했다. 또 월스트리트저널은 '허리가 굵고 신체질량지수(BMI)가 높은 경영자는 업무 수행과 대인 관계 능력이 떨어질 것이라는 인식이 팽배하다.'며 성과 관리와 건강 관리의 상관성을 강조하기도 했다.

보통 직장인은 어쨌거나 시간이 없다

시간이 없다는 것은 '그 일이 나에게는 다른 일보다 중요한 일이 아니다.'라는 말일 뿐이다. 사실 나만 시간이 부족한 것은 아니다. 한국 직장인들은 누구나 늘 시간 부족에 시달린다. 심지어 한 조사에서는 직장인의 일과 중 가장 소중한 시간인 점심시간 활용에 대해서 '30분 미만으로 식사를 한다.'는 답변이 75%(응답자 549명)에 달해 직장인이 시간에 늘 쫓긴다는 것을 단적으로 보여 주고 있다.

갑자기 생기는 예상치 못한 업무에 이리저리 치이다 보면 점심 식사를 하는 시간조차 아쉬운 것이 사실이다. 식사 시간을 챙기고 나면 왠지 그만큼 퇴근이 늦어질 것 같은 걱정으로 허겁지겁 밥을 우겨 넣고 다시 자리에 돌아와서 일한다. 하지만 결국 제시간에 퇴근하는 경우는 거의 없다.

운동에 투자에서 내가 얻을 수 있는 이익

운동을 통해 얻을 수 있는 기분 전환, 집중력 향상, 스트레스 해소는 결국 나의 업무 성과 개선에 큰 도움이 된다. 장시간 앉아 일하는 사무직 직장인들은 몸이 경직되고 목이나 어깨 등의 근육에 피로가 쌓이기 쉽다. 절대적인 운동 시간이 부족하면 혈액 순환이 잘 안 되고 근육은 더 약해진다. 이렇게 쌓이는 통증이나 피로감은 업무 집중도에 악영향을 미친다. 일을 잘하려고 할수록 건강은 안 좋아지고, 업무 성과는 나빠지는 상황이 되는 것이다.

지인 중에는 직장에서 가장 가까운 곳과 집에서 가장 가까운 곳 두 군데에 헬스장을 등록한 사람이 있다. 그의 업무 특성상 집중력과 체력을 유지하는 것이 중요한데 이를 위해서는 운동을 통해서 적절히 스트레스를 해소하고 집중력을 올려야 했다. 그런데 출퇴근 거리가 멀고, 시간이 불규칙하기 때문에 매일 운동을 하기 위해서 집과 회사 근처 두 군데를 등록하고 어떻게든 매일 운동할 수 있도록 한 것이다. 그는 이런 투자에 대해서 업무 성과로 충분히 보상 받고 있다고 말한다.

보통 직장인이 따라하기에는 다소 무리지만, 투자에 대한 이익이 명확한 경우에는 이렇게 까지도 한다는 사례가 되겠다.

직장인들이여 운동하자! 우선순위가 변경되면 약간의 희생이 동반될 수밖에 없다. 아침잠을 줄여야 한다거나, 점심 식사 시간을 포기해야 한다거나 혹은 저녁 퇴근 시간이 늦어질 수도 있다. 하지만 이런 것들은 저녁에 일찍 잠자리에 든다거나, 오전/오후 간식으로 점심 식사를 대체한다거나, 저녁 운동의 빈도를 조절하여 극복이 가능한 문제들이다. 흔히 생각하는 이유들은 결국 운동하지 않을 익숙한 핑계에 불과하다.

'규칙적인 운동'을 최우선순위로 놓자. 단지 건강한 삶을 위해서만이 아니다. 약간의 우선순위 변경으로 얻을 수 있는 실질적인 이익이 정말 크다. 업무 집중도가 향상되어 직장인으로서 회사에 기여할 수 있는 성과가 개선된다. 향상된 체력으로 가정생활에 더 충실할 수 있다. Fit한 몸매와 넘치는 에너지로 일상생활에 활력과 자신감이 넘친다. 이런 에너지는 나의 대인 관계와 업무 성과에 다시 좋은 영향을 미친다.

'규칙적인 운동'을 최우선순위로 놓지 않을 이유는 없다!!!

06.

측정하고 기록하라.
개선하고 건강해져라.

이미 Part3에서 식단, 활동량 등을 기록하는 것의 중요성에 대해서 충분히 강조했다. 이번 장에서는 '운동'을 기록해야 하는 이유와 그 방법에 대해서 이야기하고자 한다.

사람은 정확하게 기억하지 못한다. 처음의 기억을 그대로 유지하는 것은 더욱 어렵다. 시간이 지나면 상황과 느낌이 뒤죽박죽이 되어서 사실과 다른 기억을 사실이라고 믿어 버린다.

운동을 얼마나 자주 갔고, 그 시간 동안 얼마나 열심히 집중해서 운동했는지는 잊어버리고, 단지 운동할 때 힘들고 숨찼던 기억으로 뿌듯해 하면서 저녁에 과식하기도 한다. 기록하지 않으면 운동을 단지 열심히 했다는 느낌으로만 기억하게 된다. 그 기억은 얼마의 시간이 지난 후에는 굉장히 운동을 열심히 한 것처럼 바뀌어 버린다. 지난 일주일 동안 두 번 운동을 갔지만, 네 번 갔던 것으로 착각하고는 지난주에 열심히 했으니 이번 주에는 운동 대신에 저녁 약속을 잡기도 한다.

**운동의 과정을
기록해야만 하는 이유**
운동을 기록하는 것은 식단 등을 기록하는 것과 같이 그 행동을 지속적으로 할 수 있게 하는 원동력이 된다. 즉 꾸준히 운동할 수 있게 해 준다는 것이다. 하던 것을 계속하게 되는 '관성'이 운동에도 그대로 적용이 된다. 계속 운동 과정을 기록하다 보면 기록하기 위해서 운동을 하게 되는 선순환이 일어나기도 한다. 그리고 이런 기록을 바탕으로 점점 발전할 수 있게 해 준다.

헬스장에는 다양한 방법으로 시간을 보내는(?) 사람들이 있다. 계속 스마트폰을 들여다보면서 고개를 잠깐씩 드는 그 사이 시간에만 운동하는 사람, 이 기구에서 저 기구로 이리저리 옮겨 다니면서 한두 번 들어다 났다 하면서 시간을 보내는 사람, 트레드밀(러닝머신)위에서 하릴없이 TV를 보면서 계속 걷거나 뛰기만 하는 사람. 누구나 한 번쯤은 해 봤을 이런 유형의 사람들은 운동을 꾸준히 하지 않는다. 자신이 수행하는 운동의 연속성을 보지 못하고, 얼마만큼의 운동을 했는지 그 결과를 보지 못하기 때문이다. 단지 느낌만으로 헬스장에서 보낸 시간이 어느 정도 되고, 몸에서 느껴지는 피로도 정도로 운동한 사실을 기억한다.

**운동을
기록하는 방법**
매번 운동하는 동안에 얼마의 무게와 강도로 반복했는지를 기억할 수는 없다. 생각 없이 당장의 운동 횟수만 속으로 세면 지난번에 같은 운동으로 얼마나 운동했는지 기억하지 못한다. 작은 수첩을 준비해서 들고 다니자. 이것만 있으면 운동하는 시간의 밀도를 몇 배로 끌어올리고, 효율을 극대화할 수 있다. 그 수첩에는 어떤 운동을 얼마의 무게로 몇 회를 했는지 적는다. 그리고 한 시간 동안 몇 세트를 운동했는지를 세어 본다. 한 시간 동안 열심히 운동을 했다고 생각하겠지만, 그 반복한 세트 수가 생각만큼 많지 않을 것이다. 운동과 운동 사이, 그리고 운동하는 동안에도 사실 우리는 집중해서 열심히 하지 않았다는 것을 알게 되는 것이 기록의 기능 중에 하나이다.

40분 동안 열심히 운동했다고 하는 것은 어느 정도인가? 쉬지 않고 근육 운동을 한다면 개인 차이를 감안하더라도 운동 시간 동안 총 12세트 ~15세트 정도를 반복해야 한다.

아래 표는 내가 운동할 때 15세트 수행한 것을 계산하여 옮겨 본 것이다.

운동 시간	40분
한 번 동작을 완료하는 데 걸리는 시간	4초 = 힘 줄 때 1초, 힘 풀 때 3초
15회 동작 반복이 1세트	4초 × 15회 = 60초 (a)
세트와 세트 사이 휴식	30초 (b)
1세트 반복하는 데 걸리는 시간	90초(c) = 60초(a) + 30초(b)
15세트를 반복하는 데 걸리는 시간(d)	23분 = 1350초 = 90초(c) × 15세트

중간 중간 중량을 바꾸거나 기구를 옮기는 시간 등(e)	15분
40분 간 운동에만 집중했을 때 최대 반복 수	15세트를 소화하는 데 걸리는 시간 = 38분 (d) + (e)

1세트는 12회~15회 정도의 동작 반복이다. 매 번 정확한 속도로 반복한다면 1세트를 수행하는데 약 90초 정도가 걸리게 된다. 단순히 40분을 90초로 나누면 26세트를 할 수 있다는 계산이 나온다. 하지만 세트와 세트 사이에 휴식 시간도 필요하고, 동작을 반복할수록 힘이 빠져서 기구와 무게를 바꾸다 보면 점점 더 느려지게 되어 40분간 15세트 반복은 집중력이 필요한 운동량이다. 실제로 이렇게 계산한 후 내가 운동하는 시간에 15세트를 소화하려고 시도해 보니, 정말 잠시도 쉬지 않고 운동하는 기분이 들 정도였다.

하지만 지인들의 운동을 관찰해 보면 그들이 '운동을 했다'고 생각하는 정도는 약 5~7세트 정도. '열심히 했다'고 생각하는 정도는 10세트 전후에 불과하다. 그들은 10세트 정도의 운동을 40분 동안 널널하게 하면서 열심히 최선을 다해서 운동했다고 생각하는 것이다. 하지만 어차피 그 시간을 투자해서 운동을 한다면 밀도를 최대한 높이고 최상의 결과를 얻는 것이 더 좋지 않겠는가?

직장 동료들에게 수첩에 운동량을 적어 보도록 하자 운동의 밀도를

12~15세트까지 증가시킬 수 있었다. 운동 강도에 변화가 생겼으니 몸매와 체력의 변화도 따라왔다. 지금도 그 친구들은 작은 수첩을 들고 다니면서 운동한다. 정해진 짧은 시간 동안 수행할 수 있는 운동의 강도가 30% 정도 증가한 것이다.

기분과 느낌도 함께 기록하라

운동을 할 때 어떤 기분과 생각이 들었는지를 기록하는 것도 좋은 방법이다. 일기처럼 장황하게 적을 필요는 없다. 단지 그날의 기분과 운동 후의 느낌 정도를 한두 문장 정도로 적어도 충분하다. 스마트폰으로 즉시 접속할 수 있는 개인용 블로그나 인스타그램 같은 데 꾸준히 올리는 것도 좋은 방법이다. 다른 사람들에게 보여 주기 위해서 기록하는 것이 아니기 때문에 어떤 형식도 필요 없다. 나는 개인용 블로그(일기장)에 날짜, 운동한 부위, 운동의 종류, 운동할 때의 기분, 운동

▲ 운동 후 집에 가는 길에 간단하게 남긴 소감

강도에 대한 느낌, 다음 운동에 대한 계획 정도를 간단하게 적어 둔다.

자기 몸을 찍어라

스스로의 변화를 알아채고 동기 부여 받을 수 있는 가장 쉬운 방법은 집에 있는 거울로 사진을 찍어 그 기록을 남기는 것이다.

출근 준비를 할 때 옷을 갈아입으며 아무도 보지 않는 순간에 찍는다. 혹은 헬스장에서 운동하다가 스스로가 멋져 보이는 순간에 사진을 찍는다. 하루하루 쌓인 이런 사진들을 일주일만 비교해 보라. 깜짝 놀라게 된다. 일주일 전, 한 달 전의 내 모습과 지금의 내 모습에 많은 차이를 발견하게 될 것이다. 이렇게 확인하는 before & after는 다른 사람으로부터의 동기 부여보다 훨씬 강력하고 오랫동안 스스로에게 에너지를 공급해 줄 것이다.

07

마이크로 워크아웃, 눕건 서건 어디든 헬스장

앞서 4장에서 운동을 헬스장이나 수영장 등에서 집중해서 하는 것도 좋지만, 일상에서 운동 동작을 습관처럼 실행하는 것도 쌓이면 상당한 효과를 볼 수 있다고 했다. 이번 장에서는 내가 실제로 출퇴근길이나 회사에서 짬짜미 실행했던 마이크로 워크아웃(micro work-out), 즉 언제 어디서든 잠깐씩 끼워 넣어서 효과를 보았던 동작들을 말하려 한다.

출퇴근길에서의 운동
(= 내 몸뚱아리가 운동 도구)

출퇴근길은 집에서 나와 걸어서 버스나 지하철을 타고 회사로 가고, 반대 과정을 거쳐 집으로 돌아오는 것이다. 갖고 있는 것은 서류 가방 혹은 백팩 같은 것이 전부일 것이다. 하지만 충분히 운동을 할 수 있다.

• **걸어서 퇴근한다.** – 출근길은 급해서는 안 된다. 퇴근길은 지하철에서 내리면 마을버스를 타지 않고 걷는다. 20분 동안 1.5km 정도(신촌역-

연희교차로)를 걷게 되는데 집에 들어가 옷 갈아입고 나오려면 귀찮아져서 나오지 않았던 경우가 많았다. 그래서 출근길보다 마음이 급하지 않은 퇴근길에 걷는 시간을 가진다. 이때도 스마트폰 화면을 보면서 걸으면 넘어지거나 다칠 수 있기 때문에 음악을 들으면서 힘차게 앞을 보면서 걷는다.

• **지하철이나 버스 손잡이에 매달린다.** − 대중교통 손잡이에 대롱대롱 매달리라는 것이 아니다. 앞 장에서 이야기한 등척성 운동(근육이 힘은 주되 움직임은 없는 정적 수축 운동)으로 손잡이를 꽉 잡고 등에 힘을 주어 턱걸이를 하려는 것처럼 당기고 있는 동작이다.

• **자리에 앉게 되면 허리를 세우고 뒤꿈치를 들고 앉는다.** − 대중교통을 이용할 때 자리에 앉으면 대부분의 사람들은 스마트폰을 손에 쥐고 구부정한 거북이 자세로 목적지까지 이동한다. 시간은 잘 가겠지만 하등 도움이 되지 않는 자세이다. 자리에 앉으면 허리를 똑바로 세우고 뒤꿈치를 들자. 무릎을 붙이고 배에 힘을 주고 30초 동안 버티다가 힘을 잠시 푼다. 이 동작을 반복하면 자세도 바르게 되며, 허벅지 안쪽, 복근이 골고루 자극된다.

• **지하철 등 계단으로 오르내릴 때는 발끝만 닿게 하여 올라간다.** − 발목이 단련되고 종아리가 스트레칭 된다. 계단을 두 칸 이상 밟고 오르게 되면 런지 같은 허벅지 운동 효과도 볼 수 있다.

회사에서 주변 사람들과 다른 동작을 하게 되면 이상한 사람으로 보일 수 있어 최대한 티 나지 않는 다음과 같은 동작들을 짬짜미 실행했다.

- 엘리베이터를 기다리는 동안 뒤꿈치를 들고 서 있는다. – 종아리 부분이 단련되고, 허벅지에 힘을 줘서 다리를 쫙 펴게 되면 순간적으로 심박수를 높여서 잠이 깨기도 한다.

- 복사기에서 출력을 기다리는 동안 – 발끝(발가락 부분)을 복사기 몸통에 대고 종아리 뒤를 스트레칭 한다. 종일 자리에 앉아 있어 쉽게 붓는 종아리를 시원하게 스트레칭 할 수 있다.

- 의자에 앉아서 뒤꿈치를 들고 복근에 힘을 준 상태로 버틴다. – 출퇴근길에 쓸 수 있는 방법으로 소개했지만, 앉아 있는 시간이 훨씬 긴 사무실에서 더 좋은 효과를 볼 수 있다. 오랫동안 반복하면 복근이 당기는 느낌에 중독되어 계속 하게 될 수도 있다.

- 책상 아래에 손바닥을 대고 책상을 뒤집어 버릴 것처럼 힘을 꽉 준다. – 실제로 책상이 뒤집히면 큰일 난다. 다른 사람들이 눈치 채면 안 되기 때문에 등척성 운동임을 명심하고 가슴과 팔에 적당한 힘을 준 채로 버틴다.

- 양손을 가슴 앞에서 합장한 자세로 가슴 근육을 수축해서 양손을 꽉 민다. – 가슴 근육 운동 효과가 있으면서 어깨 스트레칭 효과도 볼 수 있다. 가슴 앞에서 손을 서로 밀 때는 힘을 줘서 최대한 근육을 수축시킨 상태

에서 5초 정도 유지한다. 이때 숨을 참지 않고 자연스럽게 내쉰다.

- **기지개하는 것처럼 양팔을 어깨 높이로 활짝 펴고 –** 등 근육을 수축시켜 뒤로 젖힌다.

- **자리에 앉아서는 –** 의자의 뒤쪽 다리를 양손으로 움켜쥐고 양다리를 앞으로 쫙 편다. 레그익스텐션의 맨몸 버전인 이 동작은 다리를 폈다 접기를 반복하거나, 편 채로 10초 정도 버텨 주면 심장이 쿵쾅쿵쾅 뛰는 것이 느껴질 것이다. 틈틈이 여러 번 반복한다.

이런 동작들의 좋은 점은 옆 사람이 봤을 때 내가 뭘 하고 있는지 알 수 없다는 점이다. 좁은 사무실에서는 옆 사람의 움직임 하나하나가 신경 쓰이고 그래서 행동에 조심하게 된다. 하지만 이런 운동들은 움직임이 작아서 다른 사람들이 알 수가 없기 때문에 언제든, 아무 때나 할 수 있는 것이 가장 큰 장점이다.

집에서의 운동

집에서는 출퇴근길이나 회사에서처럼 다른 사람들의 시선을 신경 쓰지 않아도 된다. 편한 옷으로 갈아입고, 적극적으로 하면 된다.

- **양치질하는 동안 화장실 벽에 기대서 투명 의자 자세 취하기 –** 1분이건 2분이건 시간이 중요한 것이 아니라 정말 내가 양치질을 하는 동안 이 동작을 했다는 것이 중요하다. 얼마나 버틸 수 있는지 해 보라.

- **라면 물을 끓이거나 커피포트에 물이 끓기를 기다리는 동안 싱크대를 붙잡고 팔 굽혀 펴기** – 횟수가 중요한 것이 아니다. 집에서 한없이 몸이 편하게만 있는지, 아니면 동작이 어설퍼도, 횟수가 보잘 것 없어도 한 번이라도 했는지가 중요하다. 횟수는 하다 보면 늘어난다.

- **침대나 거실에 누워 있을 때** – 무릎을 세운 다음 엉덩이를 하늘로 들어 올려서 5초간 버틴 후 천천히 내린다. 다시 들어 올리는 것을 반복한다. 이 운동에 재미 들려서 반복하면 엉덩이가 올라 붙는다. 그 어렵다는 힙업이 된다는 말이다!

- **다리를 쫙 뻗어 앉은 다음 발끝을 몸 쪽으로 당기는 스트레칭을 수시로 해 준다.** – 종아리와 허벅지 뒤쪽이 쫙 펴지면서 하루의 피로가 풀릴 것이다.

- **가족과 함께 할 수 있는 스쿼트** – Squat Challenge라는 프로그램을 따라서 횟수를 점점 늘려 가거나, 누가 더 많이 할 수 있는지 내기를 해 보는 것도 재미있게 할 수 있는 방법이다. 스쿼트 첼린지도 여러 종류가 있는데 보통은 하루 50개 정도로 시작해서 30일째에는 250개를 하도록 짜여 있다. 이 프로그램은 사실 스쿼트 개수는 크게 중요하지 않다. 중요한 것은 꾸준히 30일간 스쿼트를 수행했는가 하는 것이다. 많은 사람들이 도전했으나 30일을 완료한 사람은 찾기 어려울 정도로 꾸준히 하는 것이 힘들다. 하지만 생활 속 운동 중에 가장 큰 효과를 볼 수 있는 것이 바로 이 스쿼트이다. 만약 100개를 한 번에 하는 것이 힘들다면 한 번에 10개, 20개 정도로 나누어서 하루 동안에 한 수를 합하는 것도 방법이다. 실제로 20개를 하는데 걸리는 시간은

1분 내외로 시간이 없다는 것은 이유가 되지 않는다. 앞서 말한 대로 하체 운동의 꽃이 바로 스쿼트이다. 알고 보면 쉽게 할 수 있는 스쿼트, 당장 10개만 해 보자.

출퇴근길, 회사에서, 집에서 할 수 있는 운동들을 소개했다. 이 운동들은 실제로 내가 생활에서 하는 운동들이고, 지금도 꾸준히 실행하고 있는 것들이다. 운동이라고 생각하기에 기대에 못 미칠 수도 있고, 일상생활 동작 같은 운동들도 많다. 하지만 정말 중요한 것은 단 한 개라도 하느냐, 한 개도 하지 않느냐이다. 그것이 결국 차이를 만든다. 이것들을 실천에 옮기는 사람들은 하찮아 보이는 식단 기록하기, 운동 기록하기 등도 실천할 것이다. 이런 마이크로 워크아웃들을 하찮게 여겨 실천하지 않는 사람들은 다른 것도 하지 않을 것이다. 결과는 이미 정해져 있다. 지금 여기 까지 읽었다면 당장 책을 들고 스쿼트 10번을 하자.

10번을 했다면 당신을 될 사람이다. 될 사람은 된다.

일상생활에 짧은 시간들, time slot에 간단하지만
충분히 운동이 될 만한 micro-workout 동작들을 실천하자.
• 엘리베이터에서 뒤꿈치를 들고 서 있는다.
• 프린터 앞에서 출력을 기다리는 동안 뒤꿈치를 들고 서 있는다.
• 의자에 앉아서 뒤꿈치를 들고 복근에 힘을 준 상태로 버틴다.
• 양손을 가슴 앞에서 합장한 자세로
가슴 근육을 수축해서 양손을 꽉 민다.
• 양 어깨를 활짝 펴고 뒤로 젖혀서 등 근육을 수축시켜 유지한다.

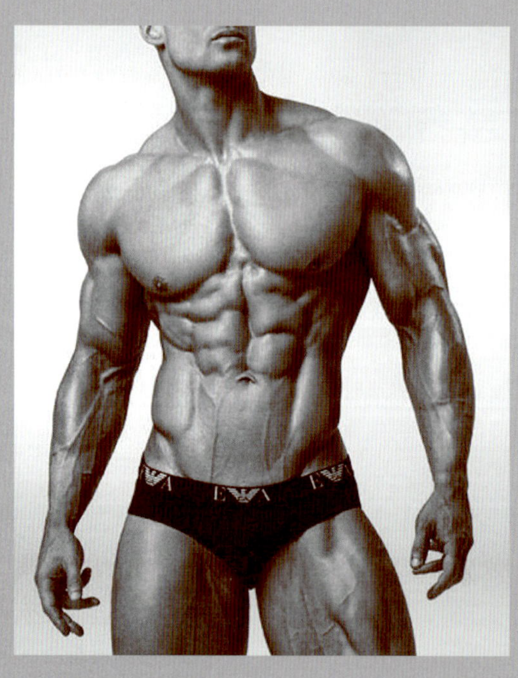

• 평일 운동 플랜

	생활	식사 및 간식
6:00	기상, 아침 식사, 출근 준비	계란 후라이, 카레라이스 (짧은 시간 간단하게 먹을 수 있는 메뉴) 약 400 kcal 정도, 냉수 2컵(500cc 정도)
6:30	출근 – 버스, 지하철	
7:00	책을 읽거나 글을 쓰면서 이동(한 시간)	
7:30	헬스장 도착, 운동 시작	
8:00	운동 마무리, 샤워	
8:30	사무실 출근	사무실 도착 직후 단백질 보충제 30g (물), 약 110kcal 정도
9:00 - 9:30	오전 업무 ①	
10:00	휴식 ① – 휴대전화 알람 설정	간단한 스트레칭, 간식: 아몬드 한 주먹 (20알 정도) 160kcal 냉수 2컵 (500cc) 정도
10:30 - 11:30	오전 업무 ②	
12:00	점심시간	월요일 점심은 팀 미팅 후 점심 식사로 이어지는 경우가 많다. 물 2컵(500cc 정도)을 미리 마시고, 서빙되는 양의 1/2정도를 천천히 먹는다. 점심식사를 하지 않고 자유롭게 쓸 수 있다면 사무실 근처를 빠르게 걷거나, 운동을 하러 가도록 하자. 식사 후 커피는 아메리카노(시럽x, 크림x)를 선택한다.
12:30		점심시간, 혹은 저녁 시간에 운동을 추가로 하기로 계획한다면 유산소 운동을 병행해 주면 좋다. 트레드밀에서 팔을 힘차게 흔들면서 속도를 맞춰 가볍게 조깅한다(40min)
13:00-14:00	오후 업무 ①	식사 후에는 반드시 양치질을 해서 입안을 상쾌하게 만든다. 강한 맛의 가글도 함께 한다.
14:30	휴식 ② – 휴대전화 알람 설정	간단한 스트레칭, 간식: 닭가슴살 100g 110 kcal 정도, 냉수 2컵 (500cc) 정도
15:00 - 16:00	오후 업무 ②	
16:30	휴식 ③ – 휴대전화 알람 설정	간단한 스트레칭, 간식: 파프리카, 토마토 등 채소 (50kcal) 정도, 냉수 2컵 (500cc) 정도
17:00 - 18:00	오후 업무 ③	
18:30	퇴근 – 버스, 지하철	

19:00	책을 읽거나 글을 쓰면서 이동(한 시간)	
19:30	집 도착	신촌역에서 연희교차로까지 1.5km 정도 빠른 걸음으로 걸어서 이동 (20분 정도 소요), 집에 도착하자마자 물 2컵(500cc)
20:00	저녁 식사	집밥을 먹을 때 천천히 대화를 하면서 밥공기의 1/2만 먹는 다는 생각으로 식사한다. 약 500~700kcal 섭취
20:30 - 22:00	가족과 함께 하는 개인 시간	과일을 먹더라도 사과 반쪽 정도 먹는다. 입이 심심한 경우에는 파프리카, 토마토 등을 한 접시 준비해서 수시로 집어먹는다.
22:30	휴식 ④ –휴대전화 알람 설정	아이들과 놀아 주거나, TV를 본다거나 혹은 외부 일정을 하고 있더라도 내일을 위해서 취침 준비를 시작한다. 늦게 자면 야식을 찾게 된다. 일찍 잠자리에 들면 아침 운동을 할 수 있다.
23:00	취침	취침 시간이 늦어지면 반드시 야식을 먹게 되어 있다. 누워도 잠이 오지 않는다면 무지방 우유를 따뜻하게 데워 마시는 것도 도움이 된다. (200ml 40kcal 정도)

• 일주일 운동 플랜

월	다리 운동 가슴 운동 + 팔(삼두)	다리 운동: 스쿼트 12회x 5set 가슴 운동: 벤치프레스 12회x 5set 펙덱플라이(버터플라이) 12회x 5set 남는 시간은 팔(삼두), 어깨 등 작은 근육 운동
화	다리 운동 등 운동 + 팔(이두)	다리 운동: 런지 12회x 5set 등 운동: 랫풀다운 12회x 5set 데드리프트 12회x 5set 남는 시간은 팔(이두), 어깨 등 작은 근육 운동
수	다리 운동 전신 운동 복부 운동	다리 운동: 머신 레그컬 12회 x5set 머신 레그 프레스 12회 x5set 전신 운동: 케틀벨 스윙 20회 x5set 복부 운동: 크런치/싯업 20회 x5set
목	다리 운동 가슴 운동 + 팔(삼두)	다리 운동: 런지 12회x 5set 가슴 운동: 벤치프레스 12회x 5set 펙덱플라이(버터플라이) 12회x 5set 남는 시간은 팔(삼두), 어깨 등 작은 근육 운동
금	다리 운동 등 운동 + 팔(이두)	다리 운동: 스쿼트 12회x 5set 등 운동: 랫풀다운 12회x 5set 데드리프트 12회x 5set 남는 시간은 팔(이두), 어깨 등 작은 근육 운동

다이어트 Tip

1. ______ 음식의 칼로리를 아는 것보다 칼로리에 해당되는 운동량을 아는 것이 식사량을 조절하는 데 더 도움이 된다. 이는 특정 음식의 열량만 알고 계산하는 것이 아니라, 해당 열량을 소모하기 위해서 내가 움직여야 하는 활동량으로 생각을 전환하는 것이다. 초코파이의 가운데 들어 있는 마쉬멜로의 열량이 지구 한 바퀴를 걸어야만 소모된다는 이야기를 들어본 적 있는가? 바로 그런 식으로 생각하는 것이다. 예를 들어, 점심 때 먹은 쌀밥 한 공기의 칼로리가 300kcal라면, '밥 한 숟가락을 더 먹으면 계단으로 10층을 걸어서 올라가야 한다.'고 생각하는 것이다. 또한 '라면 한 그릇을 국물까지 다 먹으면 500kcal다.'라고 아는 것보다 '라면을 다 먹으면 러닝머신 위에서 한 시간을 달려야 한다.'고 생각하는 것이 적게 먹는데 더 도움이 된다는 말이다.

2. ______ 갓 지은 쌀밥을 따끈따끈하게 바로 먹는 것보다, 냉동해서 차갑게 식힌 후에 다시 데워 먹으면 칼로리가 15% 정도 줄어든다. 차갑게 식고 얼게 되는 과정에서 전분의 구조가 소화되기 어려운 섬유질 형태로 변화하기 때문이다. 냉동 후 전자렌지로 데워 먹으면 식감에는 큰 차이가 없다.

3. _______ 군것질하는 습관을 줄이기 위해서는 껌을 씹는 방법이 있다. 껌을 씹는다고 해서 한순간에 군것질을 끊게 되는 것은 아니지만, 적어도 10% 이상 먹는 양이 줄어든다는 연구 결과가 있다. 입을 계속 움직이는 것이 군것질 욕구를 어느 정도 상쇄시켜 주기 때문이다.

4. _______ 커피에 든 카페인은 칼로리 소모를 촉진하는 역할을 한다. 운동 전에 마신 커피의 카페인은 신진대사 작용을 3~10% 높여 체지방을 태우는 데 도움이 된다. 또한 혈액 속 지방산 수치를 증가시켜 보다 활발한 운동을 할 수 있도록 돕는다. 커피뿐 아니라 카페인이 든 차 역시 효과가 있다. 커피는 아메리카노일 경우에만 해당된다. 나는 아침에 운동할 때 아이스 아메리카노 한 잔을 물 대신에 마시면서 운동했다. 심박수를 올려 주고 운동 효과를 훨씬 더 느낄 수 있어서 즐겨 했던 방법이다.

5. _______ 실내 온도가 높으면 신체 기능이 떨어져 살이 찌기 쉽다는 연구 결과가 있다. 온도가 높으면 체온을 따뜻하게 유지하는 역할을 하는 갈색 지방의 기능이 떨어진다. 이 지방의 기능이 떨어지면 비만을 유도하는 흰색 지방은 오히려 늘어나기 쉽다. 지방을 태우는 데 가장 효과적인 실내 온도는 17~18도인데, 실내외 온도차가 크면 면역력이 떨어지므로 여름에는 일부로 온도를 맞추려 하기보다, 봄, 가을, 겨울에 좀 서늘하게 지내는 것을 권한다.

6. ______ 《태초 먹거리》의 저자, 이계호 교수는 물을 마시는 올바른 법에 대해서 '3, 2, 1'을 기억하라고 한다. 마냥 물을 많이 마시면 물독(체내 전해질 불균형)이 오를 수도 있기 때문에 일상생활에서 땀을 많이 흘리지 않는 사람이라면 '3, 2, 1'로도 충분하다는 의미이다. 3: 식사 30분 전, 2: 식사 2시간 후, 1: 아침에 일어난 직후 1잔, 잠자기 한 시간 전 1잔. 이 방법 대로면 하루에 총 8잔 정도, 1.6L~1.8L 정도를 마실 수 있다. 보통 직장인이라면 시간을 정해 놓고 물을 마시는 것도 좋은 습관이 될 수 있다.

7. ______ 평생 건강을 유지하기 위해서는 천하삼분지계의 세발 달린 솥처럼 '몸의 움직임', '영양분 섭취', '정신적 스트레스'이 세 가지의 균형이 반드시 필요하다. 몸의 움직임, 즉 운동은 삶을 극적으로 변화시켜 주지는 않는다. 하지만 삶을 사는 데 있어서 스스로의 힘으로 서 있을 수 있게 해 준다. 쉽게 말해, 하체 근력이 극도로 부족할 경우 화장실을 가기 위해서 부축을 받아야 하는 경우가 생길 수도 있는데, 운동을 하면 그럴 가능성이 낮아진다는 뜻이다. 관리하지 않는 몸은 30대 이후부터 매년 근육량을 1%씩 잃어 버린다는 연구 결과가 있다. 근력은 근육량보다 더 빠르게 줄어든다. 근육 운동은 운동 부족, 우울증, 비만, 당뇨, 고혈압을 개선하고 뇌 기능까지 개선, 유지해 준다. 벤치프레스와 레그프레스를 꾸준히 하는 사람은 중년에 사망할 확률이 운동을 하지 않는 사람보다 50%나 낮다.

8. ______ '사람은 자기가 먹는 것의 4분의 1만으로 살아간다. 나머지 4분의 3으로 의사가 살아간다.' 이 글은 이집트 피라미드에 새겨진 비문(기원전 3800년)을 발췌한 것이다. 사람들은 과식으로 병에 걸리고 의사는 그 덕에 먹고산다는 의미이다. 평소에 먹는 양이 정말 일상에서 활동하는 데 필요한 열량인지 꾸준히 기록해서 판단해 보자.

9. ______ 달콤한 음식을 먹는 것은 단 것에 대한 욕구를 일시적으로 줄여 주는 것처럼 보이지만, 결국 더 달콤한 음식을 원하도록 만든다. 피곤할 때 (에너지가 부족할 때), 단 음식으로 에너지를 공급해 준다고 생각하겠지만, 설탕은 몸이 에너지로 사용할 수 있는 것들 중 가장 빠르게 소모되어 버리기 때문에 단기적인 작용 후에는 몸의 에너지가 더 떨어지게 되는 부작용이 나타난다. 설탕은 엔돌핀, 세레토닌 같은 기분에 영향을 주는 호르몬을 뇌에서 만들어 내도록 하기 때문에 끊임없이 유혹한다.

10. ______ 배고픔을 이겨 내는 방법과 맛있는 음식을 먹고 싶은 욕구를 다루는 방법은 분명히 다르다. 배고픔을 이겨 내는 방법은 빈 위장에 물이건 무엇이건 채워 넣으면 된다. 보리차를 마시건, 우유를 마시건, 닭가슴살을 먹건 빈 위장을 꽉 채우면 허기를 면할 수는 있다. 하지만 욕구를 잘 다루는 것이 허기를 면하는 것보다 더 중요하다. '저녁 7시 이후로는 아무것도 먹지 않을 거야!!', '다이어트 중에는 닭가슴살만 먹을 거야!!' 같은 결심을 한 사람들의 경우 늦은 밤이 되면 야식을 찾아 냉장고를 뒤지고, 야식

배달 어플을 들여다 보는 경우가 많다. 이것은 배가 고파서라기보다 먹고 싶은 음식을 채우지 못한 욕구 불만이 그 원인인 경우이다. 그러므로 먹고 싶은 음식이 있는 경우에는 먹어야 한다.

사람의 인내력, 의지력은 한계가 있다. 먹으면 안 되는 음식을 먹고 싶어 하면서 인내력을 소모하지 말고 그 인내력은 다른 유혹들을 물리치는 데에 사용하자. 야식도 마찬가지이다. 야식의 유혹에서 발버둥 칠수록 더 참기 힘들어진다. 약간의 추가 칼로리를 섭취하더라도 야식으로 인한 폭식의 위험을 피할 수 있다면 참지 않고 조금 먹는 것이 낫다. 음식의 양을 조절하지 못하는 경우가 생길 수 있으니 먹고자 하는 양을 다른 그릇에 덜어서, 천천히 그 맛을 음미하면서 먹으면 된다. 유혹으로 다가오는 대부분의 음식들은 맵고, 짜고, 달다. 그러므로 이런 음식들을 입에 넣고 꼭꼭 씹으면서 그 맛을 음미하면 혀의 미각이 쉽게 피로를 느끼게 되고 유혹을 다룰 수 있게 된다.

11. _______마음이 끌려야 최선이 나온다. 여자 친구나 아내가 살 빼라고 지시(?)해서는 오래 갈 수도 없고, 운동하는 시간에 최선을 다하기도 어렵다. 몸이 지치고 힘들어도 계속 운동을 하도록 만들어 주는 에너지는 내 안에 있다. 내 건강이 나빠지고, 몸이 무거워서 움직이는 게 힘들다 느낄 때, 스스로의 생활, 음식, 운동에 개선이 필요하다는 생각이 마음 깊숙한 곳에서부터 뿜어져 나와야 최선을 다해 운동할 시간을 만들어 내고, 지속해 나갈 수 있다.

12. _______ 운동의 효율을 높이는 방법: 적은 시간을 투자해서 같은 효과를 얻자!

당신이 만약 운동을 막 시작했다면 처음에는 당연히 몸이 힘들 수밖에 없다. 주변의 누군가에게 자극을 받았건, 이 책을 읽고 가슴이 북받쳐 다이어트에 대한 열정이 넘쳐흐르건 간에 힘든 건 마찬가지다. 책상에서 꼼짝 않고 앉아 있던 몸뚱아리를 갑자기 움직이려니 근육통과 피곤함에 힘이 드는 것은 당연하다. 하지만 몸이 어느 정도 적응하고 나면, 운동하고 난 후에 스트레스가 해소되고, 숙면을 취하고, 아침에 개운하게 일어나는 것을 경험할 수 있다.

지금까지는 추운 겨울밤 동안 차갑게 식은 자동차 엔진에 시동을 걸고 예열하는 시간이었다면, 이제는 정말 본격적으로 몸 만들기 운동을 시작할 준비가 된 것이다. 운동할 준비가 된 몸으로 빨리 변화를 보고 싶은 욕심에 몸이 근질근질할 때가 된 것이다. 하지만 욕심 때문에 조급해지고 서두르는 것은 금물이다. 우리는 회사 생활을 하면서 가족도 돌봐야 하고, 운동도 해야 한다. 하루의 시간을 최적으로 사용해서 직장, 가정, 운동 세 마리 토끼를 모두 잡아야 하는 상황인 것이다.

13. _______ 착한 식이 요법이 다이어트 성공을 지속하는 비결이다. 식단을 지켜 나가는 게 힘들고 고통스럽다면 나쁜 식이 요법이다. 착한 식이 요법의 핵심은 '배가 고파지기 전에 미리 먹고, 또 먹는다.'이다. 근육은 부엌

에서 만들어진다.

1) 단백질, 탄수화물, 지방의 균형이 중요하다. 매 끼니에 균형 잡힌 비율로 골고루 영양분을 섭취하는 사람이 단백질만 풍부하게 먹는 사람보다 근육 생성이 25% 더 높다는 연구 결과도 있다.

2) 아침 식사(7시), 점심 식사(12시), 저녁 식사(8시), 그리고 다음 날 아침 식사(7시)의 사이사이에 공복 시간을 생각해 보면 각각 5시간, 7시간, 10시간이다. 이 공복 시간을 제대로 다스리지 못하면 폭식이나, 정크푸드의 유혹을 이겨 내기가 어려워진다. 편의점에서 쉽게 찾을 수 있는 플레인 요거트, 바나나, 혹은 삶은/구운 계란, 아몬드, 땅콩 같은 간식들이면 충분히 공복을 살살 달랠 수 있다.

3) 채소를 챙겨 먹자. 토마토, 방울토마토 혹은 파프리카를 작은 밀폐용기에 담아 다니면 스스로를 사랑하고 아끼는 특별한 사람이라는 기분을 느낄 수 있다.

14. ______살 빠지는 습관은 누구나 알고 있고 쉬운 것들이다. 일찍 잠자리에 들어서 야식의 유혹을 원천적으로 차단한다. 물을 많이 마셔서 0Kcal의 포만감을 유지한다. 주변에 다이어트 사실을 널리 알리고 그들의 시선을 의식한다. 자기 간식을 챙겨 다니고 그것만 먹는다. 매우 구체적이고 시간이 명기된 목표를 설정한다.

15. _______회식, 명절 등으로 단기간에 늘어나 버린 체중은 단기간에 뺄 수 있다. 좌절해서 성급하게 포기하지 말자. 다이어트 기간에는 절제하는 식단 때문에 글리코겐이 부족한 상태인데 특정 기간 동안 에너지가 초과 공급되면 바로바로 몸에 저장된다. 특히 회식, 명절 음식들은 나트륨과 기름기가 많은 음식들이 많아 먹은 음식의 양에 비해서 몸은 더 붓게 된다. 하지만 몸이 변한 것을 느끼자마자 물을 많이 마시면서 평소의 식습관, 운동 습관으로 돌아오면 금방 원래대로 돌아온다. 그러므로 늘 자신의 몸 상태에 주의를 기울이는 것이 필요하다.

16. _______스트레칭 알람을 설정하자. 스트레칭은 몸을 움직여 근육의 질을 더 좋아지게 해 주고, 관절의 유연성을 길러 준다. 매일 해야 효과가 있기 때문에 헬스장을 꼭 가지 않는 날이라도 사무실이나 집에서 해 주는 것이 좋다. 나는 그렇게 하기 위해서 알람을 설정해 두었다. 10시 30분, 14시 30분, 16시 30분으로 사무실에서는 세 번 무음 알람이 작동하게 해 두었다. 스트레칭에서 중요한 것은 근육을 이완시켜 주는 것으로 통증이 느껴지는 정도가 아니라 상쾌하고 시원한 느낌이 드는 정도가 좋다.

17. _______화이트 와인 적당량은 근육통 예방 및 근육 생성에 도움이 된다. 화이트 와인에 들어 있는 티로솔 성분은 근육 펌핑 효과를 주어 칼로리 소비량을 늘릴 수 있다. 또 나트륨 배출을 돕는 칼륨이 레드 와인과 비교하여 2배가 들어 있어 선명한 근 분리를 도와준다. 화아트 와인은 레드 와인

과 거의 동일한 항산화 효과가 있기 때문에 피로 회복에도 큰 도움이 된다.

18. _______근무하는 8시간 동안 매시간 1분, 2분, 5분을 걸으면 하루에 24, 59, 132kcal가 소모된다. 즉 하루에 8분, 16분, 혹은 40분을 걷는 것이다. 매일 이렇게 실천하면 체중은 반드시 줄어든다. (행동영양학과 신체활동에 관한 국제학술지의 2011년 6월 27일 논문)

19. _______당연한 이야기지만, 대중교통 혹은 자전거를 이용한 통근자는 자가용을 이용한 통근자보다 2년 동안 평균 7kg 체중 감량의 효과를 봤다는 영국의 연구 결과가 있다. (공중 보건과 역학 저널)

20. _______20분 이상 유산소 운동을 하지 않으면 지방이 연소되지 않는 것이 아니다. 처음 20분 동안은 혈액과 근육 조직에 있는 지방과 에너지를 사용하는 것이다. 20분이 지나면 지방 세포에 저장되어 있던 지방을 에너지로 끌어 쓰기 시작한다는 이야기이다. 20분을 연속으로 운동하기 힘들다면 5분씩 4번 혹은 10분씩 2번이라도 끊어 운동하자. 같은 효과를 볼 수 있다.

21. _______지방 500g을 태우기 위해서는 윗몸 일으키기를 25만 번 반복해야 한다. 식스팩을 세기는 비결은 크런치, 싯업이 아니라 전신 운동을 통한 칼로리 소모이다.

22. _______스트레칭과 워밍업은 준비 운동의 동일어 같지만 사실은 다르다. 관절의 가동 범위를 늘려 주어 부상을 방지해 주는 것이 스트레칭이라면 워밍업은 관절과 근육을 부드럽게 예열해 주는 것이다. 워밍업을 통해서 운동 동작의 속도와 힘을 끌어올리고, 근육 속으로 산소를 더 많이 운반하게 하여 에너지를 낼 수 있게 해 준다. 스트레칭으로는 이런 효과를 기대할 수 없다. 시간이 부족하다면 가벼운 움직임으로 몸을 데우고 본 운동으로 넘어가자.

23. _______. 일주일에 이틀 정도 전신 운동을 하는 것만으로도 신진 대사를 최대로 끌어올려 한 주를 보낼 수 있다. Afterburning effect는 이렇게 효과적이다. 45분간 격렬한 운동을 할 경우 14시간 동안 칼로리 소모 효과가 이어진다.

다이어트의 목표는
20대 때와 달라져야 한다

살아남는 것을 '생존'이라고 한다. 우리가 우리네 삶에서 살아남을 것인지, 살아낼 것인지, 살아갈 것인지는 '건강'이 결정한다. '건강'은 '체력'일 수도 있고, '정력'일 수도 있고, '에너지'일 수도 있다. 어쨌건 내 생활을 내 의지대로 누리면서 살아가기 위해서 '건강'은 필수적인 요소이다.

성공한 인생이란 무엇인가? 미국 경제 연구소의 조사에 따르면 응답자의 85%가 건강한 상태를 첫 번째로 꼽았다. 66%는 신체적으로 'fit'한 상태라고 답했다. 응답자들은 건강을 하나의 '신분 상징'으로 생각했다. 우리가 흔히 떠올리는 '돈'은 33%로 전체의 20위를 차지했다. 이제는 경제적인 성공을 성공이라고 생각하는 인식이 바뀌고 있다.

직장인의 운동과 다이어트의 목표는 20대 청년의 그것과는 다를 수밖에 없다. 아니 달라야 한다. 청년들의 목표가 늘씬한 라인, 잘게 갈라진 멋진

| 참 고 문 헌 |

- 《메모하는 습관의 힘》, 신정철, 토네이도, 2015
- 《운동생리학》, 한국운동생리학회, 한미의학, 2014(개정판 2판)
- 《행복의 기원》, 서은국, 21세기북스, 2014
- 《먹고 단식하고 먹어라》, 브래드 필론, 글로벌 건강 트렌드, 2013
- 《습관의 힘》, 찰스 두히그, 갤리온, 2012
- 《끝도 없는 일 깔끔하게 해치우기》, 데이비드 알렌, 21세기북스, 2011
- 《파킨슨의 법칙》, 노스코트 파킨슨, 21세기 북스, 2010
- 《자신감(Confidence)》, 로자베스 모스 캔터, 황금가지, 2008
- 《80/20 법칙》, 리처드 코치, 21세기 북스, 2005

| 참 고 사 이 트 |

- 〈afterburn effect〉, Bodyforlife.com, Menshealth.co.uk
- 〈식품 칼로리 사전〉, 식품의약품안전처
- 〈운동별 칼로리 표〉, 보건복지부
- 〈운동 코스별 거리 및 칼로리 소모량〉, 대전광역시 홈페이지—생활정보
- 〈하루 필요 열량 알아보기〉, 대한당뇨병학회
- 〈식품교환표〉, 대한당뇨병학회
- 〈에너지 필요량 단순 계산법〉, 대한당뇨병학회
- 〈Body fat measurement〉, Bodybuilding.com
- 〈구글트렌드: Diet〉, Google trend
- 〈영양섭취기준〉, 한국인영양섭취기준—한국영양사협회
- 〈기초 대사량 간이계산법〉, Harris – Benedict equation